靴が人を不健康にする

序

私は医者を仕事としてきました。医者の仕事は、不幸にも病気となった人が健康を回復する手助けをすることです。また、病気にならないようにする情報を提供することも、仕事です。

健康を維持するためには、食事に気をつけること、適宜な運動をすること、穏やかな心になることが必要です。こういうことの重要性は、私も若い頃から気づき、私自身も実行し、患者さんにも情報提供してきました。

ところが、健康に大きな影響を持つのにかかわらず、私自身がずっと見落としていたことがありました。六十五歳になってようやく気づきました。自分さえわからなかったのですから、当然患者さんへの情報提供はできていません。ずっと見落としていたこととは、靴の健康に与える影響です。自分の不明を恥じるとともに、今まで情報提供できなかった罪滅ぼしのためにも、この本を書きました。この本がみなさんの健康の一助となれば幸いです。

なおこの本には索引をつけませんが、左記のサイトで索引を提供しています。検索したい時は、このサイトを参照してください。

http://kiboinc.com

目次

1 靴はなぜ人を不健康にするか

靴は人を不健康にする、靴はなぜ人を不健康にするのでしょうか。それは、靴は足と足指をおおっているからです。それがために、足指は自由に動けなくなります。

人間の足の指は、人間の手の指ほどは動かしません。しかし、はだしで歩いてみればわかるように、人間は歩く時に、正常なら足指も動かしています。足指でしっかりと地面を踏みしめると、姿勢に安定感があります。足指がまったくない状態を考えてみて下さい。足指がまったくなくても、歩くことはできます。けれどかなり不安定です。足指がまったくない人が立っていて、誰かに少し押されると、簡単に倒れるでしょう。踏みしめる足指がないからです。

人間と同じように二本足で歩く動物に、鳥がいます。写真1-1の鳥の足を見て下さい。

足指が開いて地面を踏みしめています。だから安定感があるのです。皆さんは、鳥が歩いていてころぶのを見たことがありますか。私は一度もありません。なぜ鳥はころばないのでしょうか。足指をひろげて、しっかりと地面を踏みしめているからです。一

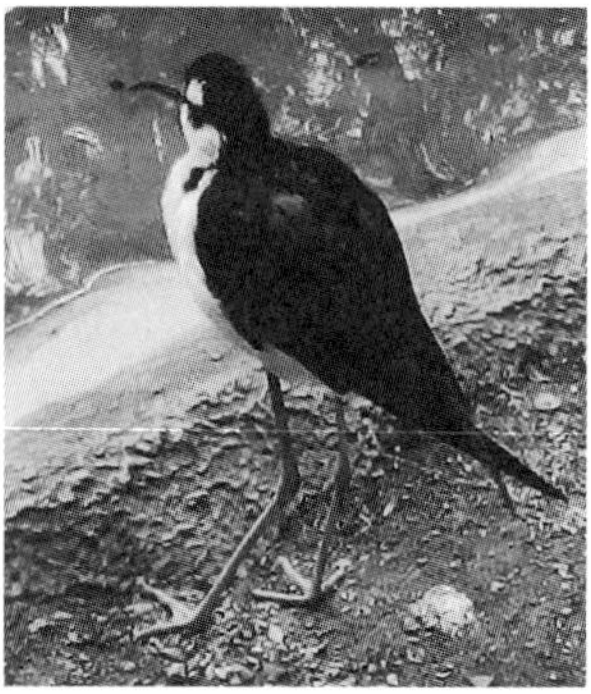

写真 1-1

方人間はどうでしょうか。しょっちゅうころびます。ころんで死亡する人の数は、交通事故の死者の数よりも多いと言われます。死ななくても、年寄がころんで大腿骨頚部骨折になることは、頻回に起こります。それがために、寝たきりになる人も多いです。２０１６年の厚生労働省の「国民生活基礎調査」によると、介護が必要な要支援者では、骨折、転倒が原因で介護が必要になった人が、15.2%をしめています。鳥も人間も同じく二本足で歩くのに、どうして人間だけこんなにころぶのでしょうか。それは、人間は靴をはくからです。靴をはいて、足指をあまり使わずに歩くからです。だから安定感がないのです。人が靴をはかないだけで、体は安定します。

最近は、自動車が普及しています。また、地下鉄、バス、電車もあります。だから、少しの距離を行くにも、こういう交通機関を利用します。その結果、あまり歩かなくなったのです。何でも、使わなければ、その機能は落ちます。足を使わなければ、足は弱くなります。靴をはいて歩けば、足指は狭い所に閉じ込められているために、自由に動けません。足指を動かすことができないのです。足指を動かさないのだから、足指の機能は落ちます。とっさの時に、足指で踏ん張る瞬発力が落ちます。その結果倒れやすくなります。

みなさんは、手の指をずっと閉じたままで、一日を過ごすことができますか。手指はたえず、開いたり、閉じたり、曲げたり、伸ばしたりしています。手指が動くから、おはしを持ってご飯を食べることができるし、服を着ることができるし、家のそうじをすることができるし、体を洗うことができます。手指が動かなければ、人間は生きることさえできません。人類の文明そのものは、手指によってつくられたと言っても過言でないでしょう。

手指が自由に動くことが許されているのに、どうして足指は自由に動くことが許されないのでしょうか。一日に何時間もの間、靴の中に閉じ込められて、十分に動くこともできません。足指も動きたいのです。自由に、開いたり、閉じたり、曲げたり、伸ばしたりしたいのです。どうして足指だけこういう不当な扱いを受けるのでしょうか。それでは、足指があまりにかわいそうです。

2 靴をはいていると、ころびやすい

ためしに、はだしで歩いてみてください。人間は足を上げた時に、無意識に足指も上に上げません か。足をおろす時に、上に上げた足指を下に曲げて、土地を踏みしめて歩きます。これが人間の自然 な歩き方です。靴をはけば、この足指を上下に動かし地面を踏みしめることが、十分にできなくなり ます。それで歩行が不安定になります。だからころびやすいのです。また鳥のように足指を広げて立 つと、安定感があるのですが、靴をはいていると、足指を広げることもできません。

はだしで歩く時、自然に足指を上にあげます。(図2-1)ところが、靴をはいていると、足指は狭い 所にいるから、上にあげにくく、また、足指をあげても、靴にあたります。靴は硬いから靴に邪魔さ れてそんなに上にあがりません。それで靴をはくと図2-2のように歩きます。

何かにつまずいた時は、どうなるでしょうか?はだしの時は、図2-3のようになります。足指を上に あげているから、大きな高低差でなければ、足指の下に物が来ます。物が足にもたらす抗力は、後ろ に働くA分力と、上に働くB分力に、分けることができます。後ろに働くA分力で、足が急に止まり ますが、上体は慣性で前に動くために、倒れるのです。しかしこの場合は、上に働くB分力もありま す。B分力は上に働きますから、倒れにくくする力です。

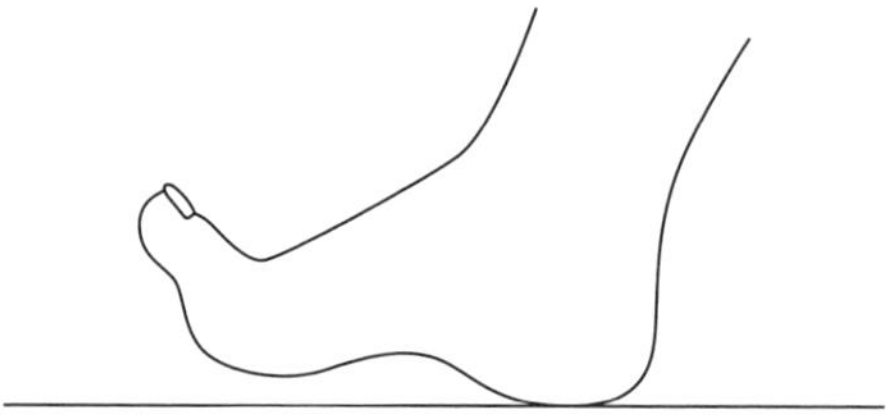

図 2-1

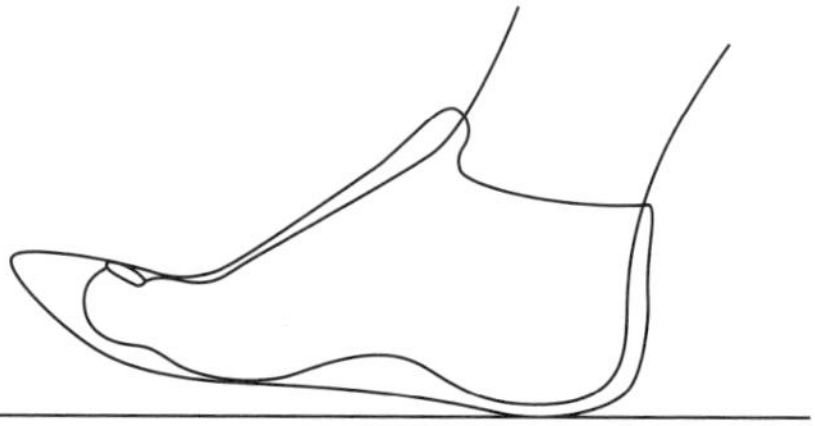

図 2-2

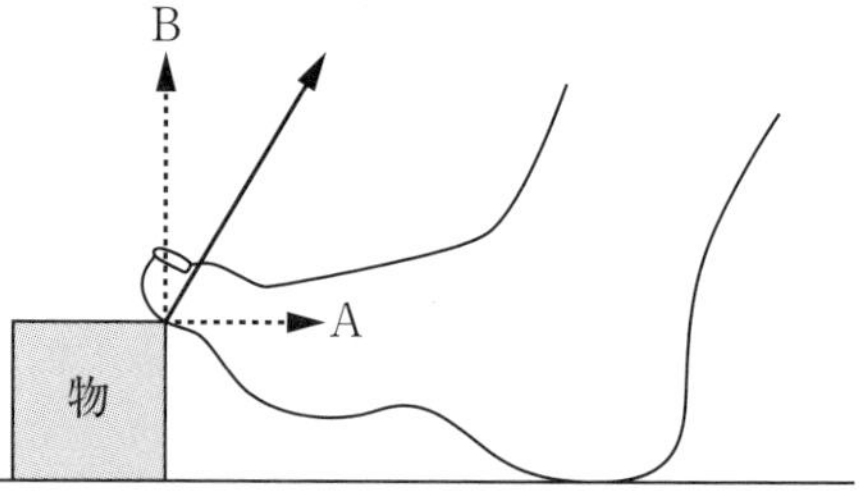

図 2-3

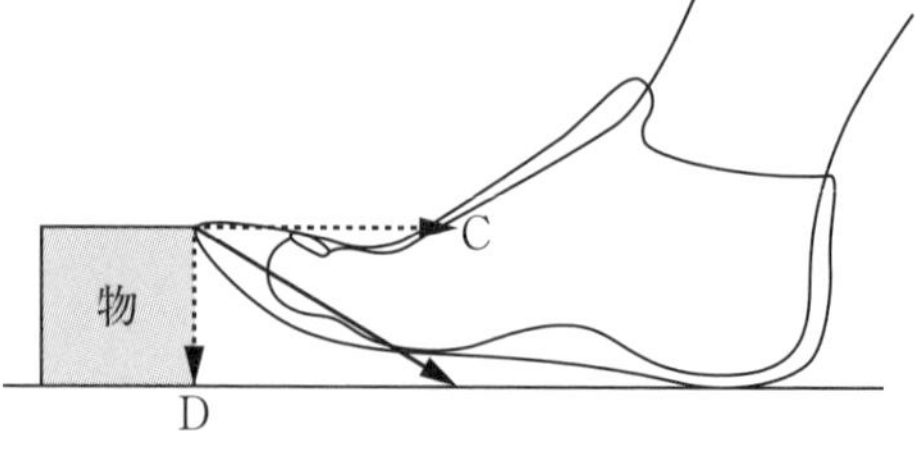

図 2-4

次に、靴でつまずいた時はどうなるでしょうか。はだしの時と同じ高低差でつまずいた時、靴先は、はだしの時の足指ほど上にあがっていませんから、図2-4のようになります。けつまずいた物の抗力は、斜め下に働きます。これも、後ろに働くC分力と、下に働くD分力に、分けることができます。靴先は、はだしの足指ほど上にあがっていませんから、後ろに働くC分力は、はだしの時より大きくなります。これだけでも、靴のほうが倒れやすいですが、さらに靴の場合は、下に働くD分力が働きます。

それで、さらに倒れやすくなります。

はだしの時、何かにつまずけば、足指が痛みを感じます。それで、反射的に足のスピードを落とします。靴をはいている時は、少しのことでは痛みを感じませんから、足のスピードが弱まりません。それでつまずいた物の抗力は、靴をはいているほうが、はだしの時より大きくなります。

以上のことから、靴をはいていると、はだしの時より靴を物にぶつけてころびやすくなります。

3 靴をはいていると、ぶつかりやすい

野球のボールのようなものが飛んで来た、あるいは、人がぶつかって来た、という場合、とっさに身を避けなければなりません。この時、下肢を動かして身をよけるなら、足の一本を軸とし、体を回転させて身をよけるか、体全体を移動させて身をよけるかです。体を回転させるには、軸とする足をしっかりと固定しなければなりません。軸足が動くなら、速い回転はできません。軸としない足は、速く動かさなければなりません。軸とする足の足指で強く地面を踏みつけると、軸足はしっかりと固定します。軸足にしない足を速く動かすには、足指で強く地面を踏み込まなければなりません。足指で強く踏み込むなら、地面から大きな抗力を受け、その抗力で足が動きやすくなります。体を速く回転させるには、軸とする足も、軸としない足も、足指で強く地面を踏みつけることが必要なのです。体全体を移動するには、両足を強く踏み込んで、地面の抗力で体全体を動かします。この時の両足の踏み込みは、足指で踏み込みます。足指を強く踏み込めば、地面から大きな抗力を受けますから、速く移動することができます。

体を回転させて身をよける場合も、体全体を移動して身をよける場合も、足指で強く地面を踏み込むことが必要なのです。靴をはいていると、足指が動きにくいために、この踏み込みが十分にできま

せん。だから身を避ける動作が遅れます。それで飛んで来た物にあたったり、人とぶつかることになります。

みなさん、足指に力を入れて立ってみてください。その状態で急な小回りができますか。小回りをするには、足指の力を抜き、足指を小回りしたい方向に向けなければなりません。足指が自由に動かなければ、足指の移動が遅れ、小回りが遅れるのです。靴をはいていると、靴で足指を圧迫しますから、足指を自由に動かすことができません。それで小回りが遅れます。それでは、とっさの時の身を守る動作が遅れます。それで怪我をしやすいのです。

4 靴をはいていると、すべった時に転倒しやすい

歩いている時、上にあげた足は、かかとから着地します。図4-1のように、体の体重などの力がAの向きにかかります。Aは、水平方向で前向きにかかるB分力と、垂直方向にかかるC分力に分けることができます。図4-2のように、C分力に対しては、地面から垂直上向きのD抗力がかかり、B分力に対しては、水平方向後ろ向きにE摩擦力がかかります。C分力とD抗力がつり合い、B分力とE摩擦力がつり合いますから、着地した足は安定します。

地面に水があったり、地面が凍っていたりして、摩擦力が働かないことがあります。これがすべるという状態です。足は前向きのB分力のため、図4-3のように、前に移動します。また体重のGが、垂直下方向にかかります。足が前に行き、体重で体は下へ行きますから、図4-4のように倒れることになります。この時図4-5のように、すべっていない足でしっかりと踏ん張ると、図4-6のように、上向きの抗力

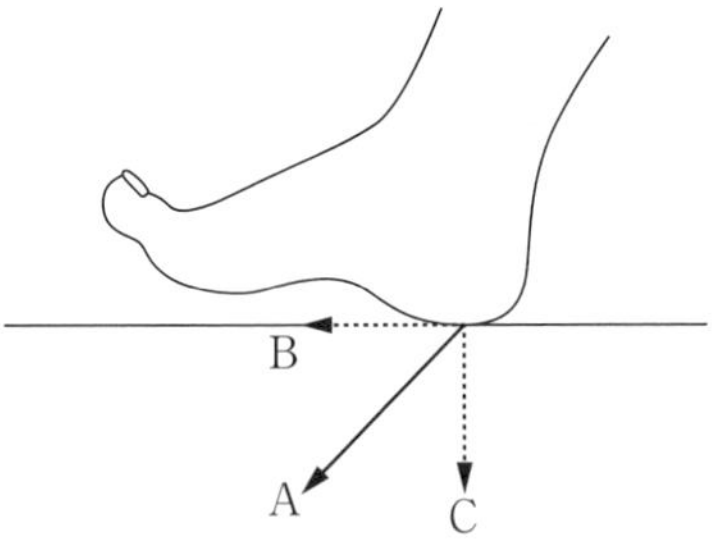

図 4-1

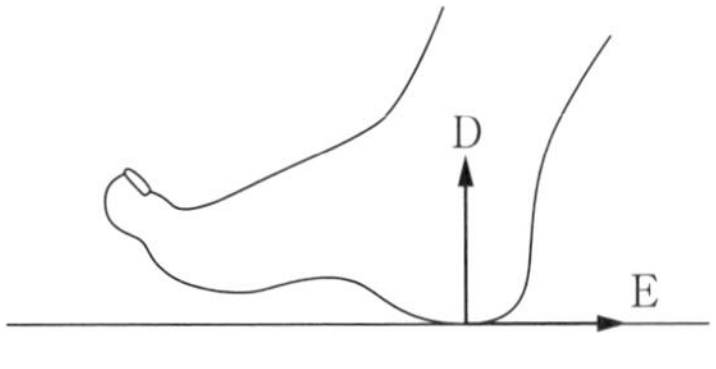

図 4-2

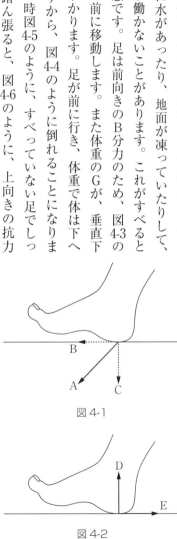

Ｉが、大きく働きます。この抗力Ｉが、体重のＧとつり合えば、転倒を免れます。すべった時、すべっていない足でしっかりと踏ん張れば、転倒を免れるのです。この踏ん張りをするのは足指です。靴をはいていると、足指は狭い空間に押し込められています。それで、足指を動かしにくく、足指でしっかりと踏ん張ることができません。また、靴の中では、足指は左右から圧迫され浮いた状態になっています。地面から浮いているのでは、地面を踏ん張ることはできません。靴をはいていると、はだしでいる時より、すべった時に転倒しやすいのです。

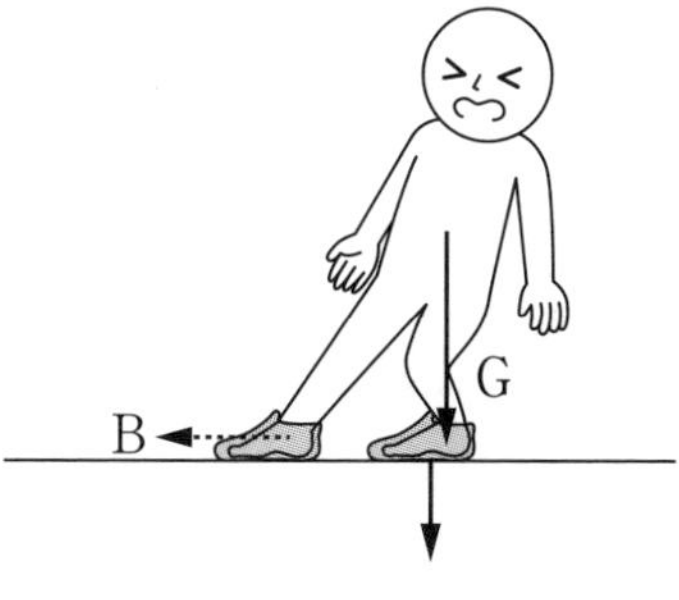

図 4-3

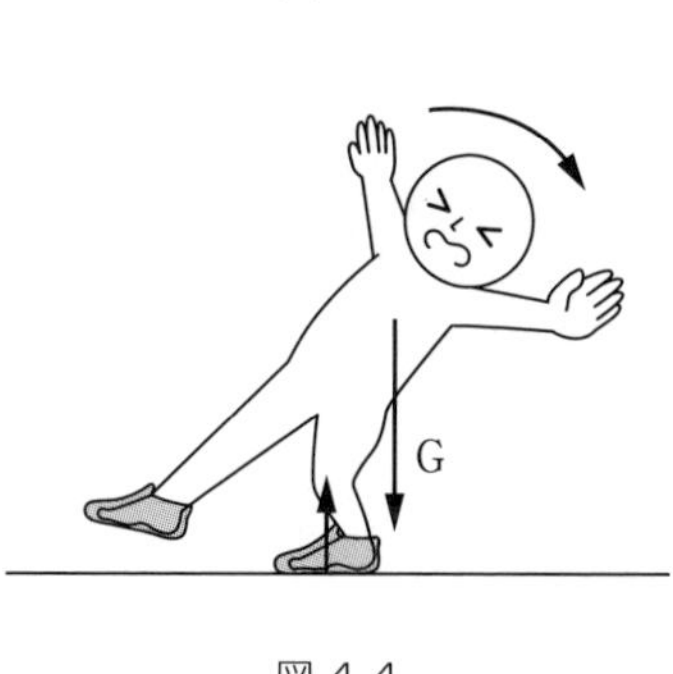

図 4-4

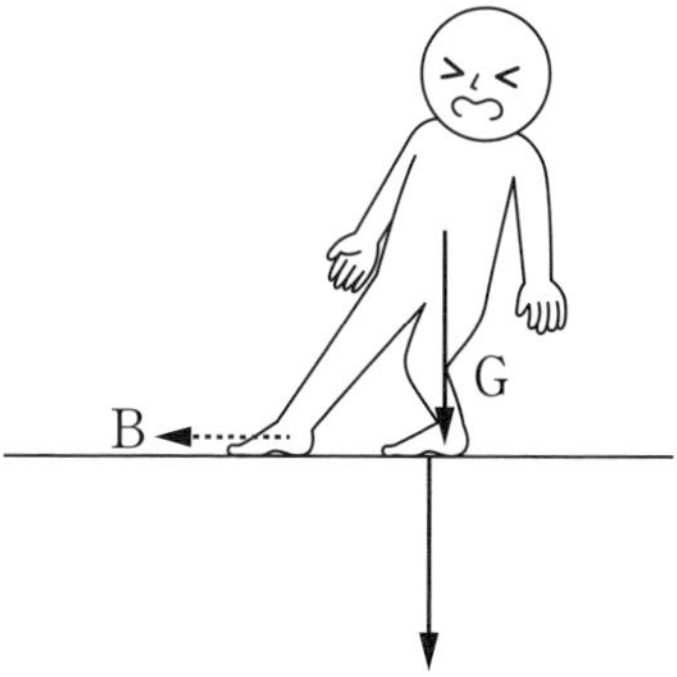

図 4-5

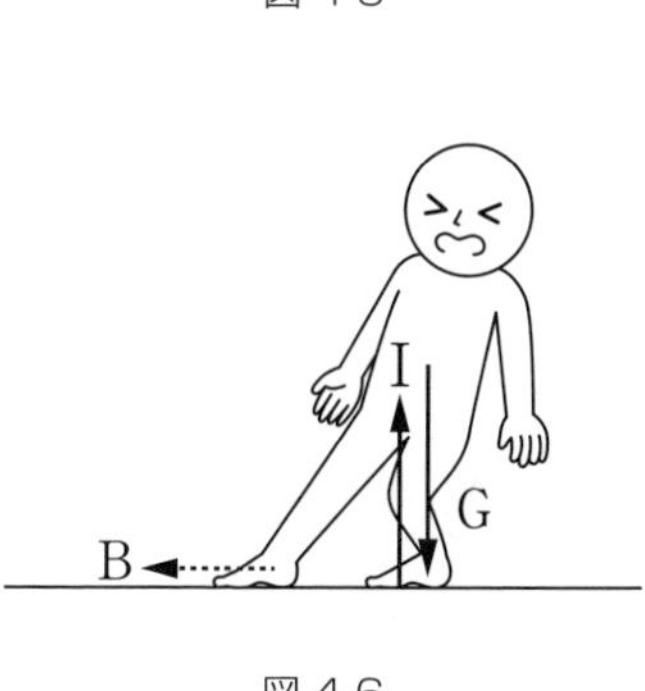

図 4-6

5 足と靴の形

自分の足を見て下さい。また写真5-1に、普通の人の足の写真をのせてありますから、これも見てください。足の内側で、一番横に出ているのは、足の親指の付け根の所の出っ張りAです。ここは、第一基節骨と第一中足骨が関節をつくっている所で、第一中足指節関節と言います。足の外側で、一番横に出ているのは、足の小指の付け根の所の出っ張りBです。ここは、第5基節骨と第5中足骨が関節をつくっている所で、第5中足指節関節と言います。足の幅を測る時は、この親指の付け根の出っ張りAと、小指の付け根の出っ張りBを結んだ直線を、足の幅とします。しかし、よく写真5-1を見てください。親指の一番内側Cと小指の一番外側Dを結んだ所も、結構幅があるのです。親指の付け根の出っ張りAと、小指の付け根の出っ張りBを結んだ直線より少し短い程度です。もし写真5-2のように、足指をいっぱいに広げれば、親指の一番内側と、小指の一番外側を結んだ直線は、

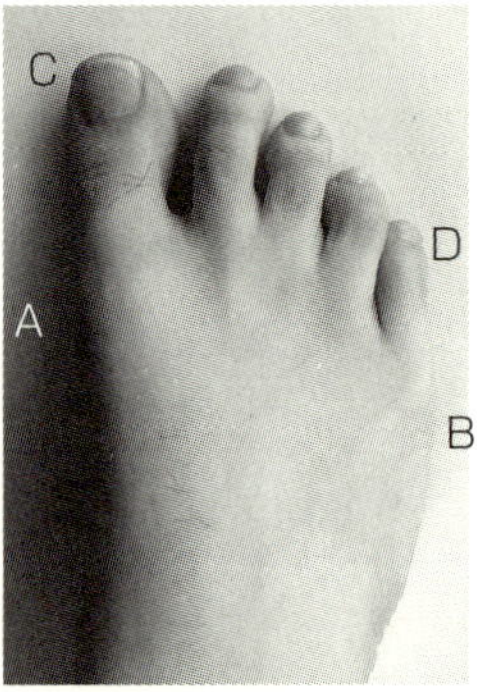

写真 5-1

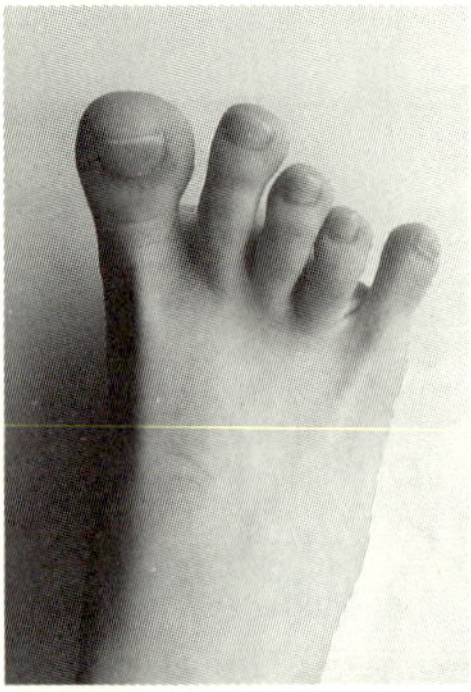
写真 5-2

親指の付け根の出っ張りと、小指の付け根の出っ張りを結んだ直線よりも長くなるのです。だから靴の親指の内側と、小指の外側の間の足の幅は、親指の付け根の出っ張りと、小指の付け根の出っ張りを結んだ幅よりも、大きくなければならないのです。そうでないと、足指を十分に開くことができません。

靴の写真5-3、写真5-4を見てください。靴はみんな先が狭くなっています。足指の所が狭くなっています。それで靴をはくと、足指の幅が必要な幅よりも小さいため、足指に外から内へ圧迫する力が働きます。（図5-5）

次に足で一番前に出ているのはどこでしょうか。写真5-1を見てください。親指が一番先に出ています。親指が一番先に出ているのを、エジプト型と言います。日本人は、このタイプの人が一番多く、日本人の70％～80％は、親指が一番先に出ています。しかし人指し指が一番先に出ている人もいます。人指し指が一番先に出ているのを、ギリシャ型と言います。日本人の20％～30％は、人指し指が一番先に出ています。親指、人指し指、中指が同じくらい前に出ていたり、親指、人指し指、

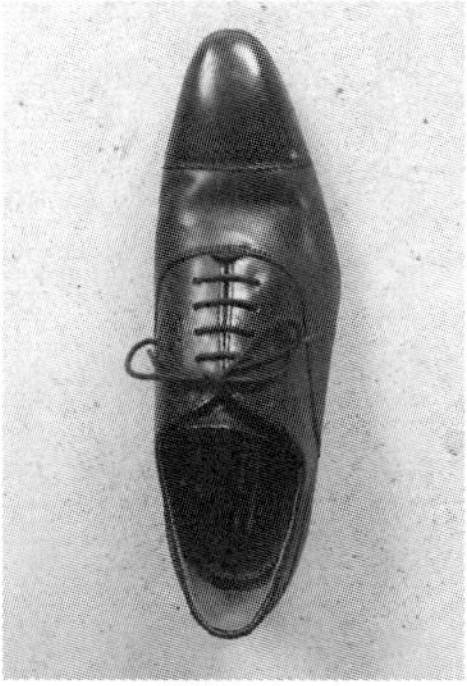

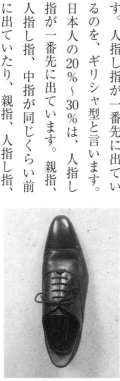

写真 5-3

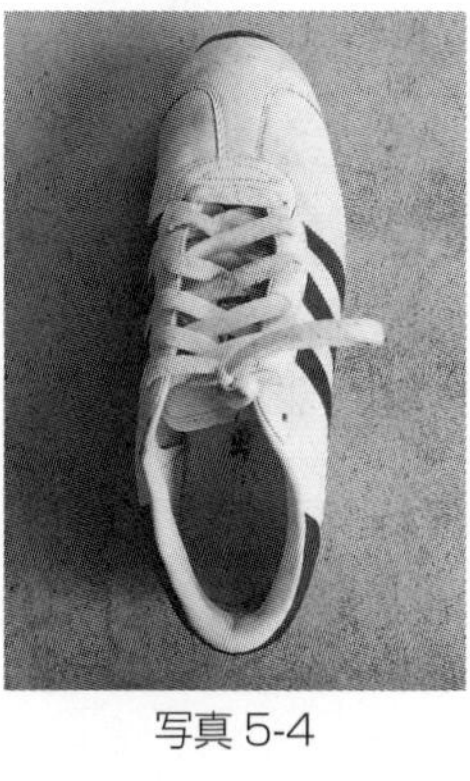

写真 5-4

中指、薬指が同じくらい前に出ている珍しいタイプの人もいます。これはスクエア型と言います。

では靴の写真5-3、写真5-4を見てください。どこが一番前に出ていますか。親指よりも中です。だから靴をはくと、親指の所は、前後の間隔が狭いですから、親指に前から圧迫する力が働きます。この前から圧迫される力は、親指が一番前に出ているエジプト型の人が、一番大きくなります（図5-6）。だから足の親指に、図5-7のような力が働きます。これが繰り返されるとどうなりますか。図5-8のように親指が曲がるでしょう。これを外反母趾と言います。外反とは、外側に曲がることです。母趾とは、足の親指です。人間の親指は、正常でも5度から10度くらい外に曲がっています。それ以上曲がるのが外反母趾です。骨の所は硬いですから曲がりませんが、中足指節関節は関節ですから動きます。動く所で曲がるのです。この外反母趾は、靴によってもたらされたのです。

足に合わせた靴をつくるなら、足指の所が一番広く、親指あるいは人指し指の所が、一番前に出ている靴をつくらなければなりません。図5-9のような靴でなければなりません。

みなさんは図5-9のような形の靴を見たことがありますか。こういう形の靴はありません。おそらく、形が不細工で、人が買おうとしないから、メーカーがつくらないのでしょう。先がとがった靴が、見栄えはずっとよいです。靴が合わないから外反母趾になると言いますが、足の形に合った靴がありません。今の一般的な靴は、すべて外反母趾の原因になり得ます。それでは、外反母趾にならないようにするにはどうしたらよいのでしょうか。簡単です。靴をはくのをやめればいいのです。草履や下駄

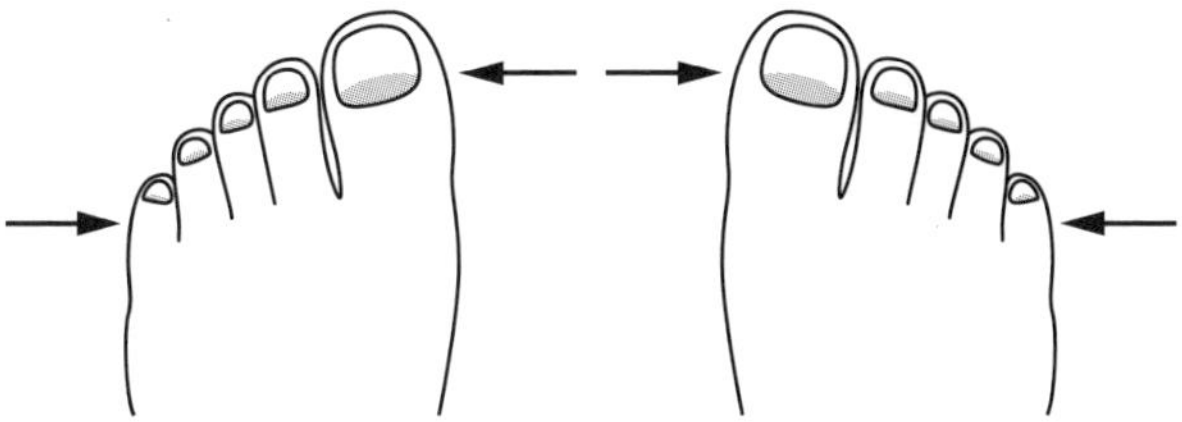

図 5-5

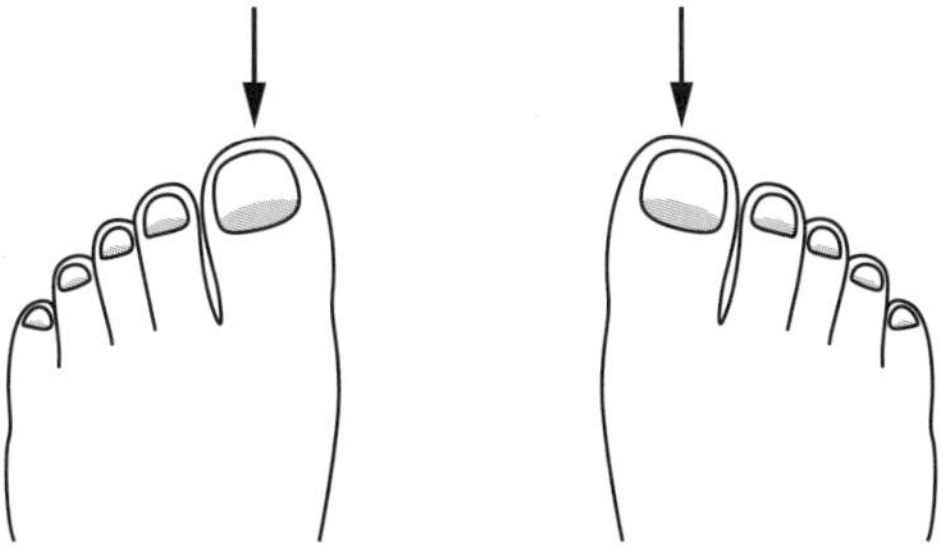

図 5-6

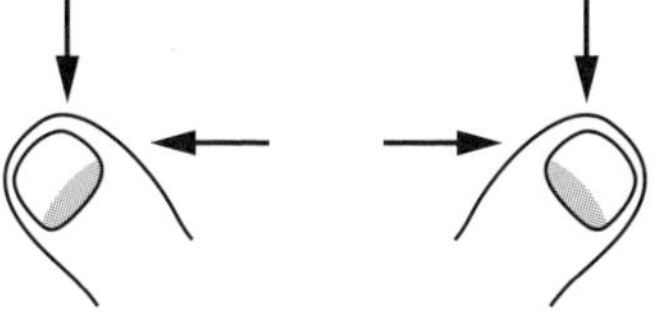

図 5-8

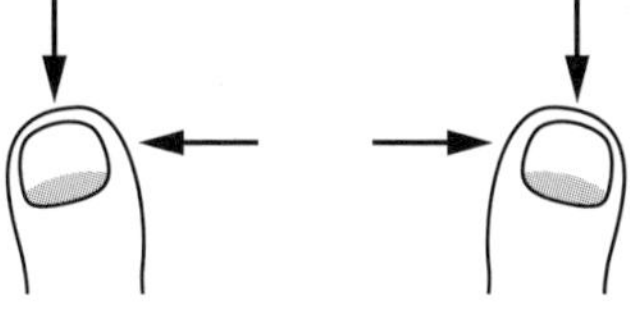

図 5-7

をはいていた時代に、外反母趾の報告はありません。どう考えても、靴が原因となっているのです。

図5-10は足に合った靴の足指の位置です。足を裏から見ています。足に合っているから、足指の圧迫は少なくなっています。しかし、足指の部分が狭いですから、足指はやはり靴から圧迫されます。親指は、靴から抗力Aを受け、小指は、靴から抗力Bを受けます。抗力Aは、左向きの分力Cと、後ろ向きの分力Dに分けることができ、分力Bは、右向きの抗力Eと、後ろ向きの分力Fに分けることができます。足指には、左右から圧迫する力と、前から後ろに押す力が、働いているのです。図5-7と同じことです。足に合った靴を選べば、確かに足指にかかる左右の圧迫、前から後ろへの圧迫は少なくなります。しかし、図5-9のような、足指に余裕のある靴をつ

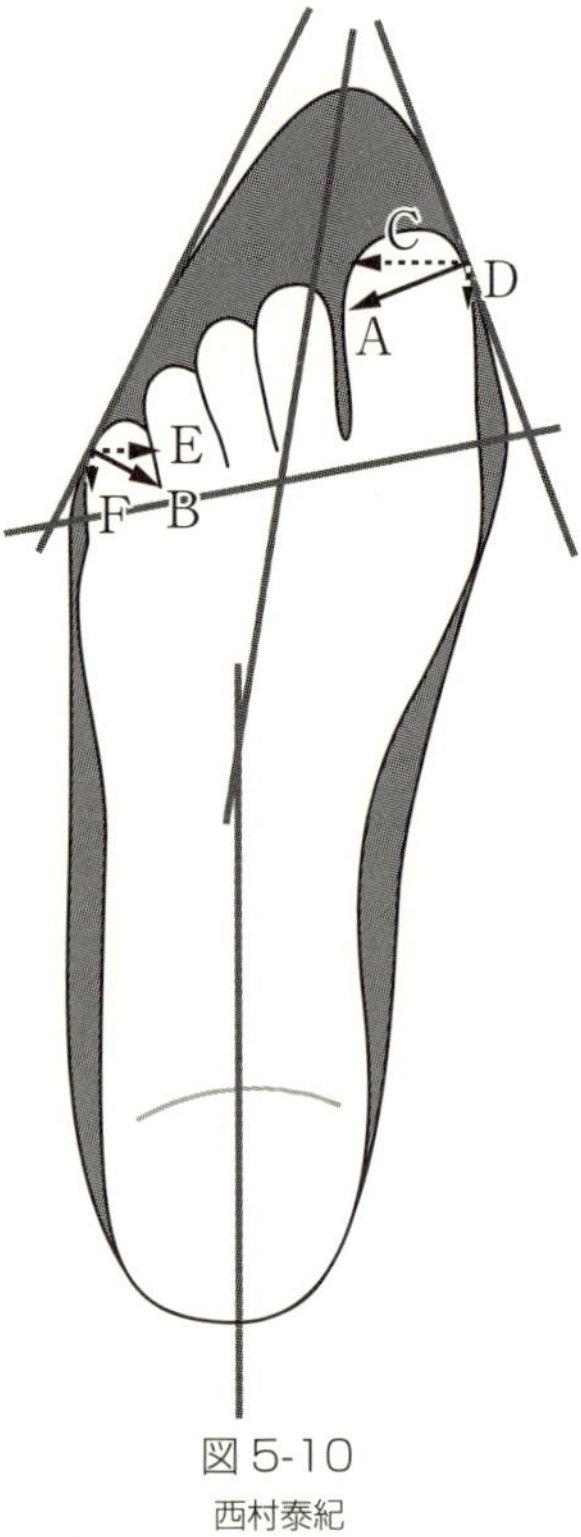

図5-10
西村泰紀
『その靴、痛くないですか？』
P116を参照にして作成

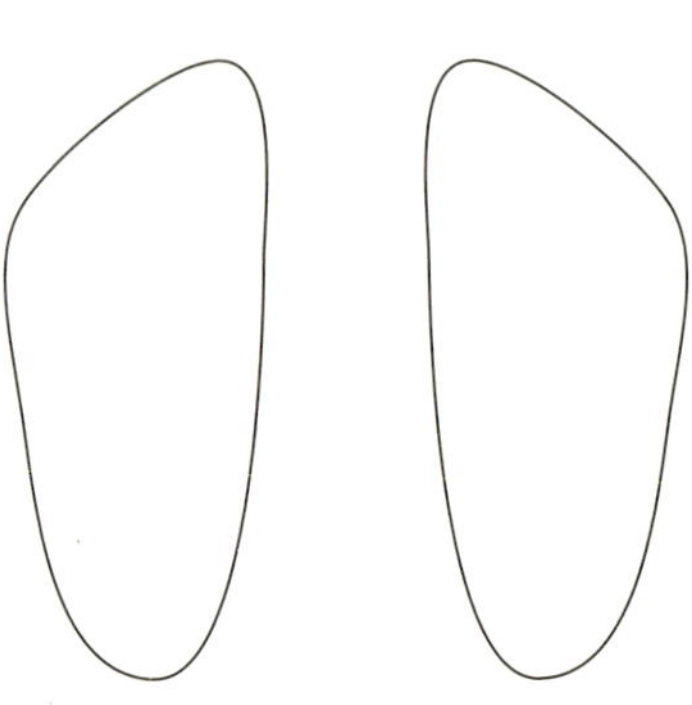

図5-9

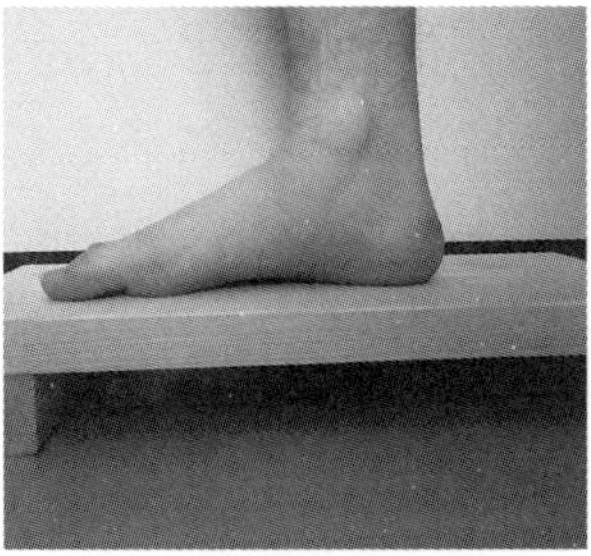
写真 5-11

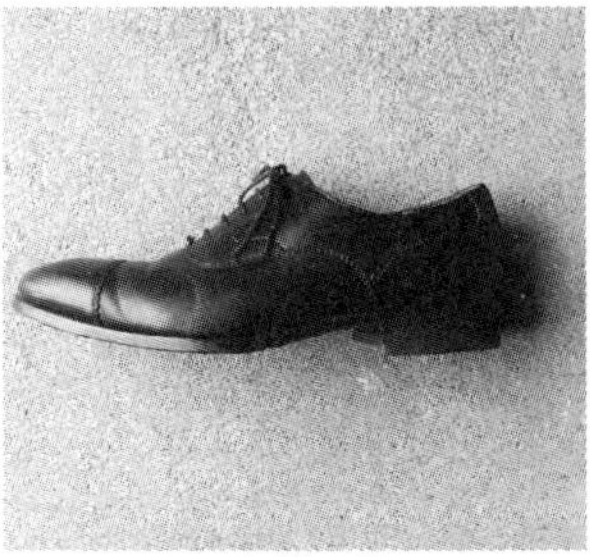
写真 5-12

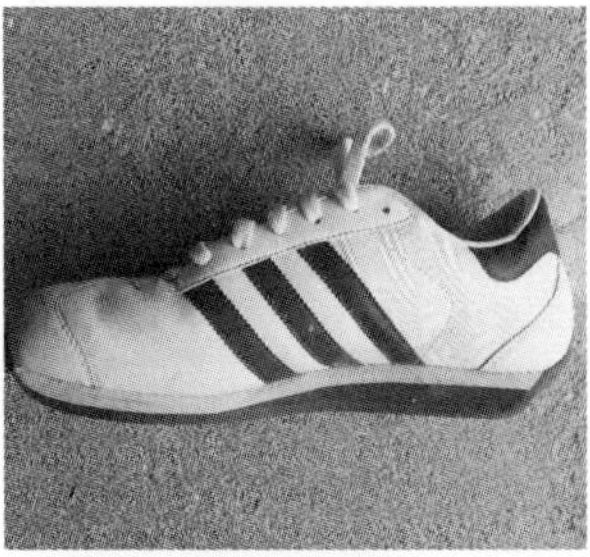
写真 5-13

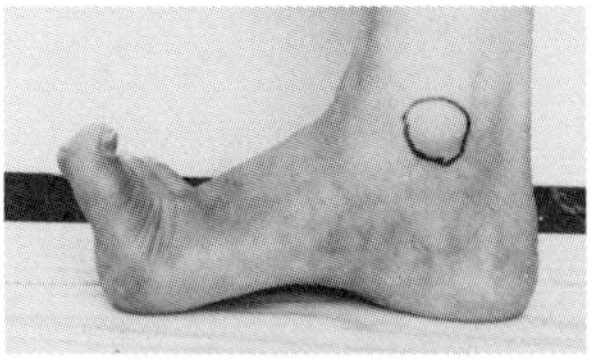
写真 5-14

くらない限り、靴をはいて足指の圧迫がまったくなくなることはありません。

次に足を横から見ます。写真5-11のように、足の指が一番高さが低く、足の甲のほうが高いのです。足の甲は、足首に近づくほど高くなります。次に靴を見ます。写真5-12、写真5-13のように、足の甲が高いから、靴も足の甲のほうが高くなっています。しかし、靴の足指の所は、足の甲の足指より高い所と同じ高さになっています。つまり、靴をはくと、足指は上に余裕があるのです。歩く時足指をあげることを考慮して、足指の上をあけているのです。

親指を思い切り曲げると、親指はどこまであがるのでしょうか。写真5-14を見て下さい。黒くかこんでいる所が、うちくるぶし（内果《ないか》）です。うちくるぶしまで上がります。靴は、うちくるぶしが外に出るようにつくってあります。うちくるぶしが靴にあたると、うちくるぶしは出っ張っていますから、そこが靴とすれて、靴擦れになるからです。うちくるぶしの上まである履物は、靴でなくブーツと呼びます。足指の所の靴のおおい（靴のおおいをアッパーと言います）は、うちくるぶしより低いです。親指を思い切り曲げれば、うちくるぶしまで上がるのに、親指の所のアッパーは、うちくるぶしよりずいぶんと低いのです。だから靴をはいておれば、足指を思い切り上にあげることは、できないのです。

靴をはくと、図5-5のように、左右から圧迫する力が働きます。足指の所は、ほぼ足の一番広い所と同じくらい広いのに、靴は先が狭くなっているからです。すると、足指は上に余裕があるから、上に浮こうとします。それで、靴をはいている時は、足指が上に浮いた状態で歩いています。これが癖になり、靴をはいていない時でも、足指が上に浮きます。これを浮き指と言います。

阿久根英昭氏は、10万人以上の日本人の足を調べました。その結果、男性の6割、女性の8割が、少なくとも足指の1本以上が浮いていることがわかりました。

みなさん、はだしで足の5本の指を上に浮かして、歩いてみてください。どうですか。それでも歩けます。しかし歩きにくいです。足指も使い、足指を地面につけて踏みこむほうが、歩きやすいです。足指を浮かして歩いていると疲れます。阿久根英昭氏は、浮き指に、ひざ痛、頭痛、肩こり、腰痛が多いことを指摘しています。浮き指で歩くと疲れるから、他の部位の負担にもなるのでしょう。靴で歩いている時は、浮き指で歩いています。靴がひざ痛、頭痛、肩こり、腰痛の一因ともなっていると言ってよいでしょう。（注）

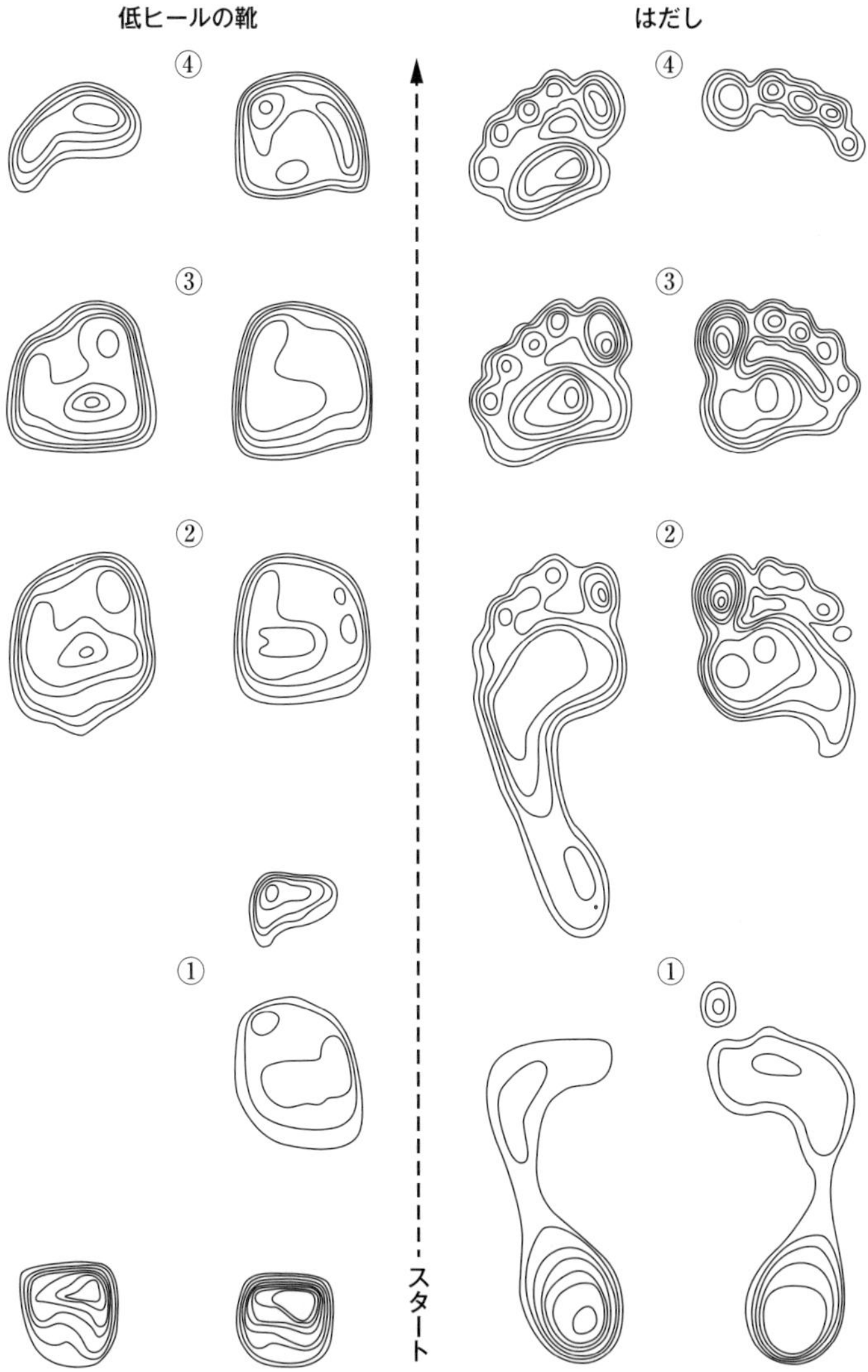

図 5-15

野田雄二・小久夕夫『"はだし" のすすめ — 健康は土ふまずから』P122 より引用

注：「ガッテン　10万人調査で判明！腰痛・ひざ痛　劇的改善のカギは足形にあり！」ＮＨＫ、２０１８年7月18日放送

靴をはくと、足指が圧迫され足指が動きにくくなり、足指が浮くようになります。野田雄二氏は、ほとんど一日中靴をはいているサラリーマンの圧力分布を測定してみました。図5-15がその圧力分布です。右のはだしの時は、足指の圧力がはっきりと見えますが、靴をはいている時は、足指の圧力がほとんど見られません。足指でほとんど踏みしめていないのです。いや、靴をはいていると、足指で踏みしめることができないと言ったほうが、正しいかもしれません。欧米人は、部屋の中でも靴をはき、靴をぬぐのはベッドにはいる時だけというのが普通です。欧米人は、足の指がまったく動かない人も、珍しくないと言います。靴の中で足指をあまり動かすことができないから、足指が動かなくなってしまったのでしょう。

6 足指が浮いてくると猫背になる

胸をはり首を体の線と一直線にして、五本の足指で地面をしっかりと踏みしめて立ってみて下さい。図6-1のようにです。それから図6-2のように五本の足指を上にあげてみて下さい。重心が少し後ろに移動するので、少し不安定になりませんか。その状態で胸をすぼめ、首を体の線と角度をつけて前に傾け、頭を体の線より前に移動してみて下さい。図6-3のようにです。こうすると頭が前に移動したから、重心が前に移動します。足指を上げることで後ろに移動した重心がもとにもどります。それで姿勢が安定します。足指が浮いてくると、姿勢を安定させようとして猫背になりやすいのです。

次に足指を地面から浮かして、かかとで歩いてみて下さい。後ろに重心がかかり歩きにくいです。かかとだけで立つと図6-4のようになります。これではAとBの角度は鋭角になっており、足の

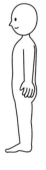

図6-1

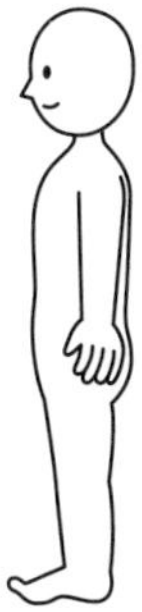

図6-2

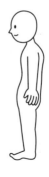

図6-3

筋肉が非常に緊張します。足の筋肉が緊張するため、図6-4のような形で長いことといることはできません。それでAとBの角度を直角にしようとして、図6-5のようになります。しかしこれでは体重が後ろにかかり倒れてしまいます。それで腰を曲げ、胸を猫背にして頭を前に移動させます（図6-6）。重たい頭が前に移動したから重心が前に移り、かかとで立っても体が安定します。だからかかとで立ったり、かかとで歩くようになると、人間は猫背になり腰が曲がるのです。

靴をはき、足指が圧迫され、足指が浮いてくると、かかとで歩く形になります。それで体を安定させるために猫背になるのです。図6-7のように足指を地面につけているのに猫背だと、体重が前にかかり体が安定しません。それで自然に胸をまっすぐにしようとします。姿勢が安定する図6-1のようになろうとするのです。足指が浮いたり、足指を使わずかかとで歩くようになれば、自ずと猫背になるし、足指が浮かず、足指を使って歩くようになれば自ずと猫背はなおります。

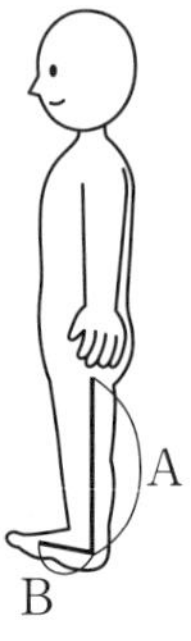

図6-4

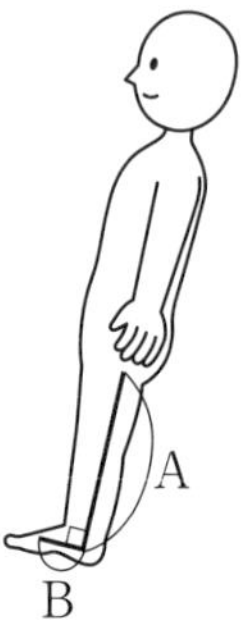

図6-5

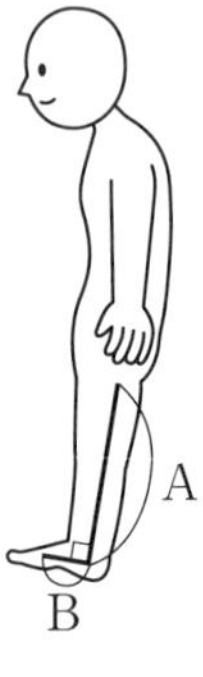

図6-6

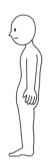

図6-7

猫背でいる人を見ると「もっと背をまっすぐにして、姿勢をなおしなさい」と注意する人がいます。注意する人は、背を丸くしているのは単なる癖で、背をまっすぐすることを習慣づければ、背はまっすぐになるのだと思っています。そうではありません。足指が浮いて体の重心が後ろにいっているから、体を安定させるために、背を曲げ首をななめにし、頭を前にして、前に重心を移動させているのです。猫背は単なる癖でありません。猫背にしなければならない理由があるのです。だから猫背をなおすのは、意識して背をまっすぐにすることでありません。足指で地面を踏みしめ、足指を使って歩くことです。そうすると猫背だと重心が前に行き体が安定しませんから、自ずと背はまっすぐになります。

7 巻き爪、陥入爪

巻き爪、陥入爪《かんにゅうそう》と言われるものがあります。爪が巻いているようになっているのが巻き爪です。（図7-1）爪が皮膚に食い込むのが陥入爪です。爪が皮膚に食い込むのですからこれは痛いです。

なぜ爪が巻いたり爪が皮膚に食い込んだりするのでしょうか。図7-1の爪の左右よりかかる外の力が、図7-2の爪の中から左右に広げようとする力より強ければ、爪は曲がると考えられます。図7-3の爪を外から下に圧迫する力が、図7-4の爪の中から外へ圧迫する力より強ければ、爪は皮膚に陥入すると考えられます。靴をはいていると。左右から爪を圧迫する力がかかります（P.21図5-5）。靴の中で足指は動きにくくなっていますし、足指が浮いていることが多いですから、足指を動かして地面を踏みつけることをあまりしません。足指で地面を踏みつければ、地面から図7-5のような抗力を受けます。図7-6のように斜め上に働く抗力を受ければ、その分力で爪の中から左右に働く力、A、

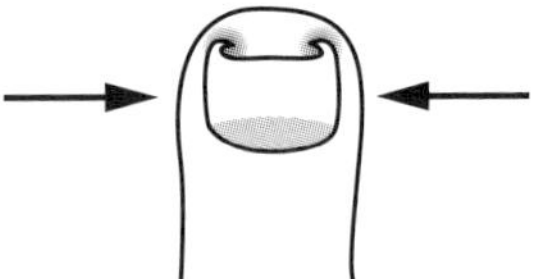
図 7-1

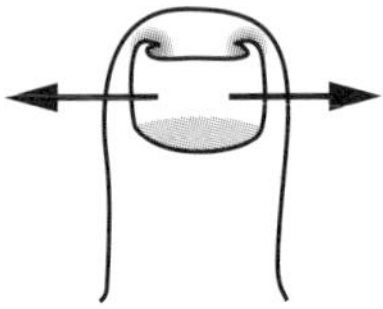
図 7-2

Bができます。この分力で巻き爪になりにくくなります。靴をはいていると靴で爪は左右から圧迫されます。しかし足指で踏みつけないため、爪の中から左右に働く力はあまり働きません。これでは爪が曲がります。巻き爪になります。

靴をはいているために、靴の覆いの抗力で上から下に爪を圧迫する力が働きます。ところが足指で地面を踏み込まないため、地面の抗力の爪の下から上へ働く力（図7-6）は弱くなります。上から下に押される力が継続するため爪は皮膚に陥入します。また巻き爪になると、爪が巻くということは、爪が下に行くことでもありますから、爪が皮膚に食い込むことになります。爪が皮膚に陥入するのです。靴が巻き爪や陥入爪を引き起こしているのです。

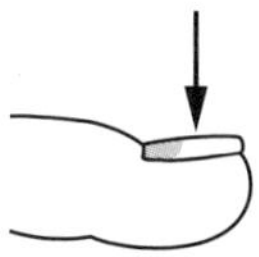

図 7-3

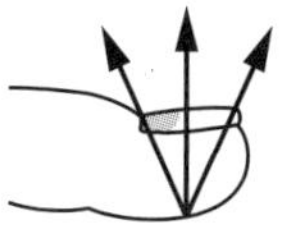

図 7-5

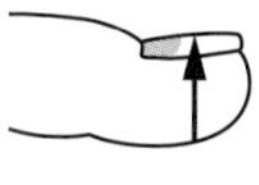

図 7-4

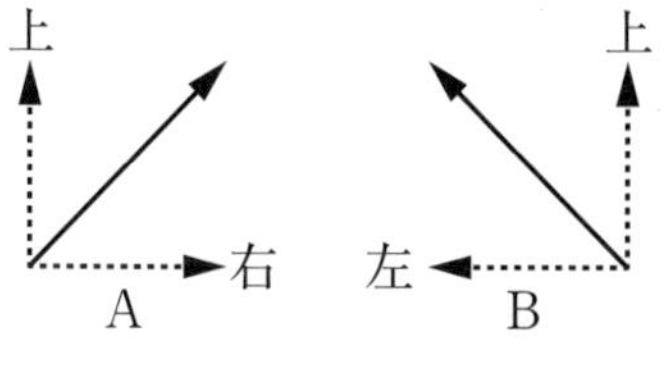

図 7-6

8 足の骨

次に足の骨について説明します。図8-1を見て下さい。

通常私たちが足の指と言っている所には指骨という骨があります。足の人指し指、中指、薬指、小指はこの指骨が三つに分かれています。足指の先から末節骨、中節骨、基節骨と言います。足の親指だけは指骨は二つに分かれており、先から末節骨、基節骨と言います。基節骨の後ろには中足骨という比較的長い骨があります。さらにその後ろにはまとめて足根骨と言われる7つの骨があります。足根骨は内側楔《けっ》

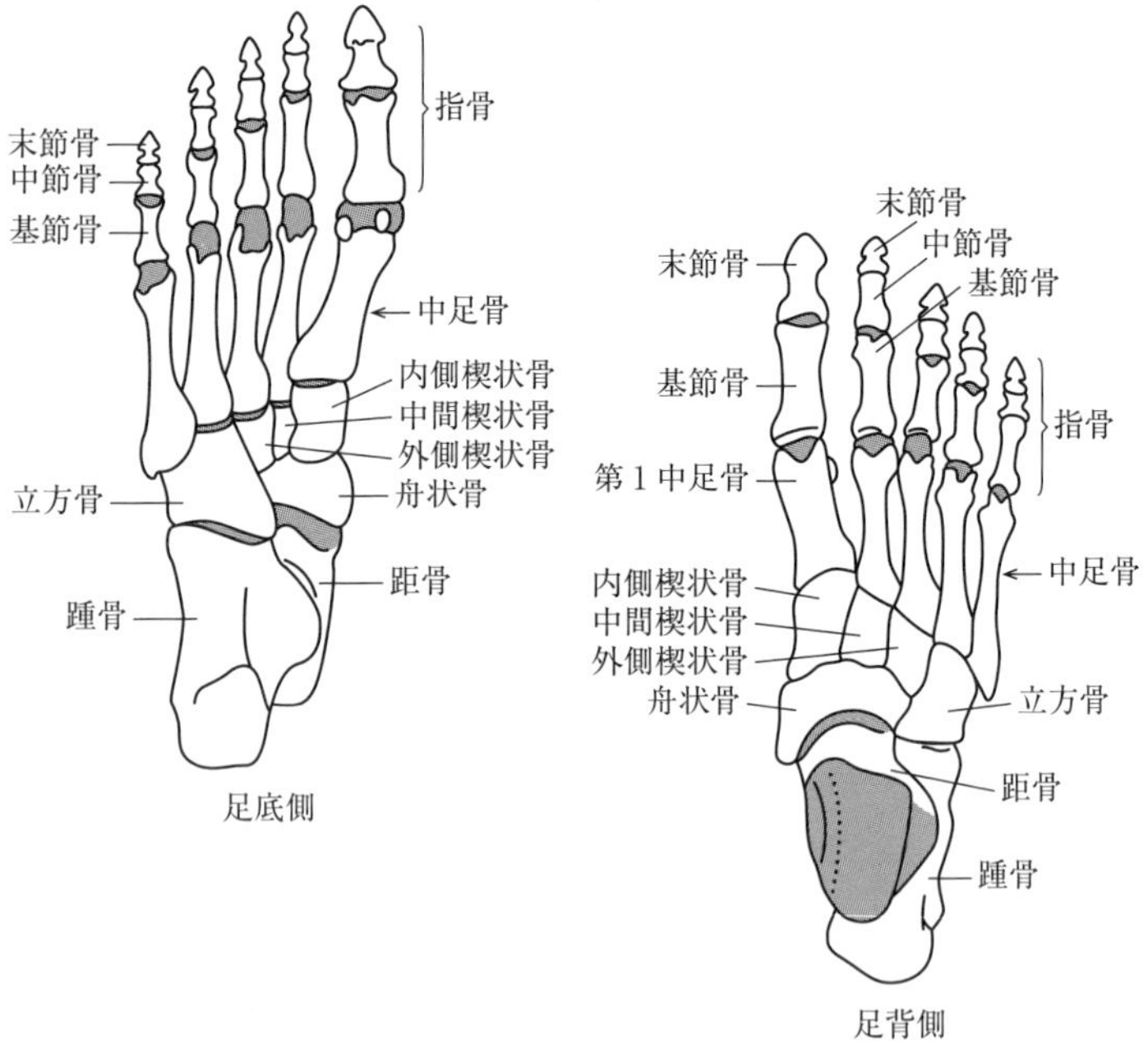

図 8-1

伊藤隆『解剖学講義』P146 より一部修正して引用

状骨《じょうこつ》、中間楔状骨、外側楔状骨、舟状骨、立方骨、距骨《きょこつ》、踵骨《しょうこつ》の7つです。かかとの所に大きな骨がありますが、これが踵骨です。

足指は曲げることができます。これは末節骨と中節骨の間、中節骨と基節骨の間、親指は末節骨と基節骨の間が関節になっており、基節骨と中足骨の間も関節になっているからです。末節骨と中節骨の関節、中節骨と基節骨の関節、末節骨と基節骨の関節を指節間関節と言います。基節骨と中足骨の間の関節を中足指節関節と言います。中足骨と足根骨も関節になっており、足根中足関節と言います。

9 外反母趾

次に外反母趾についてもう少し詳しく説明します。

親指の先に図9-1のように右向きの力Aが働いた時、指骨は右に回転しようとしますから、中足指節関節には左向きの力Bが働きます。それで中足骨は左に回転しようとしますから、足根中足関節には右向きの力Cが加わります。足根中足関節は、関節と言ってもほとんど動かない関節です。こういう力が長い間加わるとどうなると思いますか。図9-2のように中足指節関節の所で「く」の字に曲がります。これが外反母趾です。

みなさん、これで靴をはくとどうなると思いますか。中足指節関節の所が左に出っ張っていますから、ここが靴とすれます。靴にすれて靴ずれになります。これで歩けば痛いでしょう。

はだしで歩けばわかるように、人間は歩く時に足指を使い

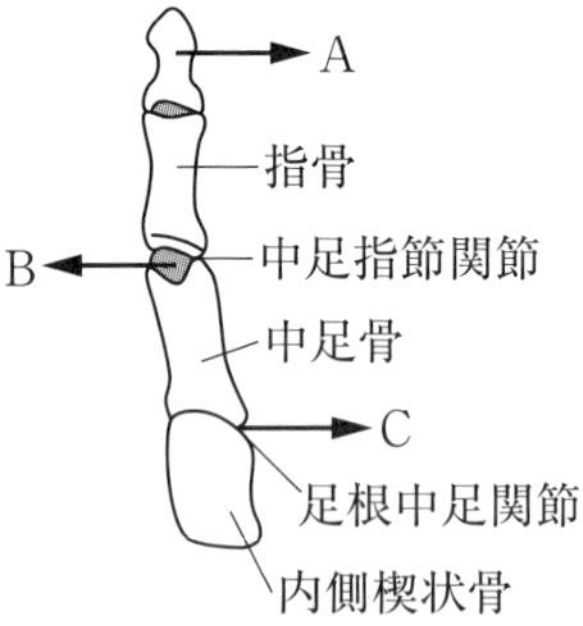

右足の親指

図 9-1

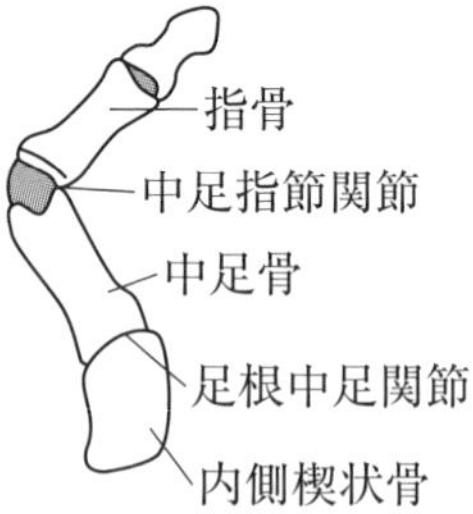

右足の親指

図 9-2

ます。親指も地面を踏みつけます。親指の踏みつけが一番強いです。親指で地面を踏みつけると、踏みつけた方向と反対方向に地面から抗力を受けます。

図9-3のように、親指が受ける地面からの抗力Aは、上向きのBと前向きのCの2つの分力に分けることができます。このC分力は進行方向にかかる力です。このC分力が進行方向にかかるから、進行

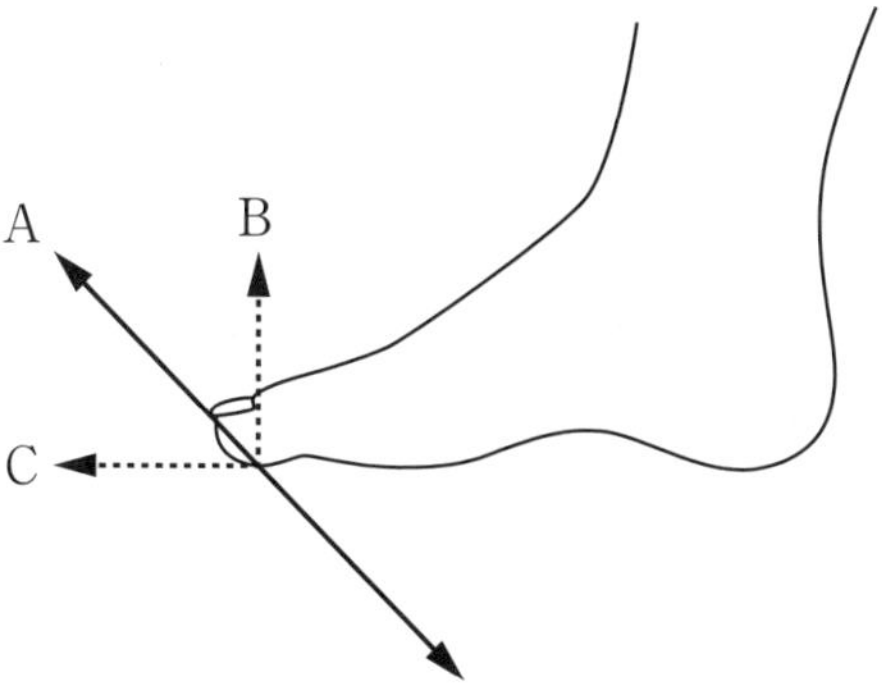

図 9-3

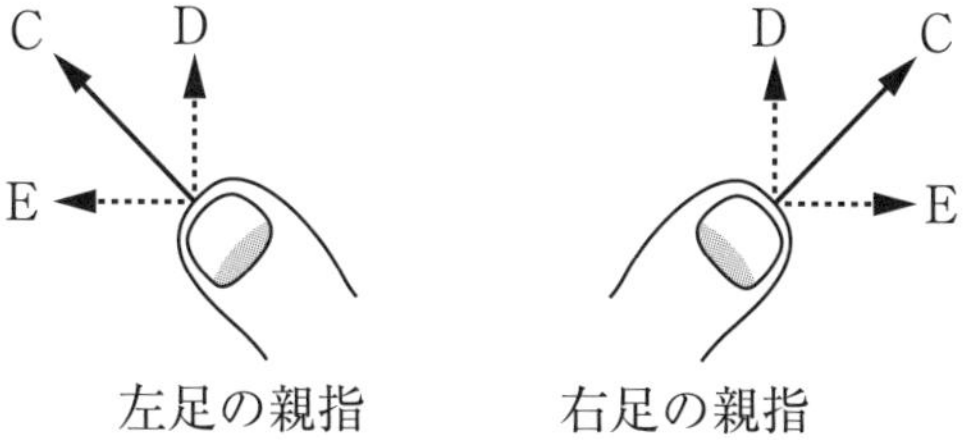

図 9-4

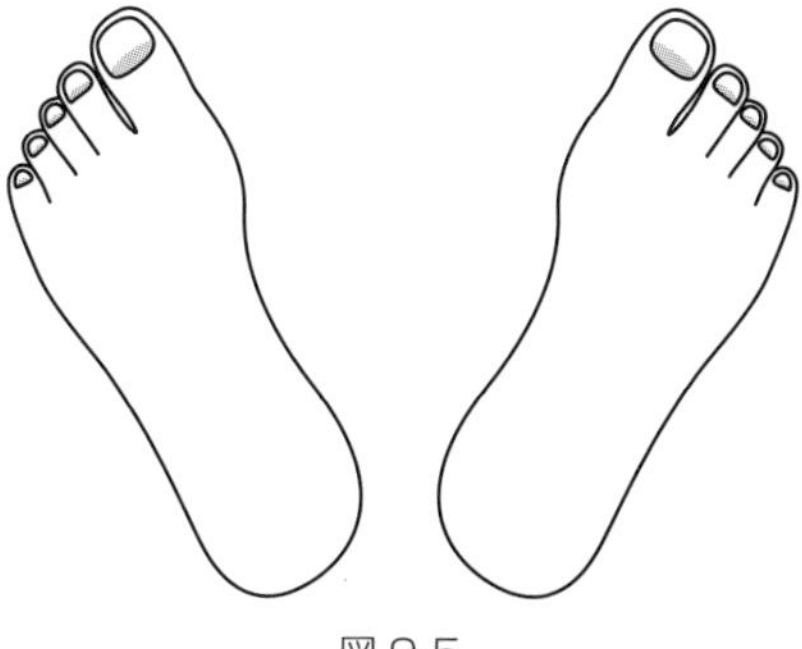
図 9-5

方向に進みやすくなります。親指が曲がるとどうなりますか。

親指を踏みつけた時、親指が外側に曲がっているから、抗力は親指の向きに、つまり斜め外に働きます。（図9-4）この抗力は、前に働く分力Dと、外側に働く分力Eに分けることができます。前に働く分力Dが、親指がまっすぐの場合より小さくなり、さらに左右への分力Eが働きますから、非常に歩きにくくなります。みなさん、足を図9-5のように「く」の字にして歩いてみてください。歩きやすいですか。非常に歩きにくいです。速く歩くことはできません。外反母趾になるとこれと同じことになります。歩くたびに左右への力が働くために、足腰の筋肉は異常な緊張を強いられます。これでは腰痛の原因にもなるでしょう。

10 土ふまず

人間の足は通常なら土ふまずがあります。足の内側がアーチ状になり地面に接しない所があるのです。このアーチは足の外側にも内側ほど大きくないのですがあります。みなさんの足の外側を、指先からかかとに向けてさわってみてください。通常ならかかとの前で少しアーチになっています。この足の縦のアーチを縦足弓と言います。足の内側の縦のアーチが内足弓で、足の外側の縦のアーチが外足弓です。足の裏で小指の根元の突っ張り（第5中足指節関節）から親指の根元の突っ張り（第1中足指節関節）までを横に触れてみて下さい。ここもアーチになっています。これは横のアーチですから横足弓と言います。内足弓は第1中足骨、第2中足骨、第3中足骨、内側楔状骨、中間楔状骨、外側楔状骨、舟状骨、距骨、踵骨でつくられています。外足弓は第4中足骨、第5中足骨、立方骨、踵骨でつくられています。横足弓は中足骨、内側楔状骨、中間楔状骨、外側楔状骨、立方骨でつくられています。この3つのアーチは図10-1のようになります。

実はこのようなアーチは赤ん坊にはありません。人間以外の動物にもありません。二足歩行をするためにできたものです。

歩いている時、P.16図4-2のように上向きの抗力Dを受けます。だから図10-2のように抗力Dを受けます。

ところがアーチになっているため、この上向きの抗力はアーチの方向の分力になります（図10-3）。骨格はこの分力に対してそう簡単に動きませんから抗力が働きます。この抗力が図10-4のように地面を蹴るようになります。それで足がスムーズに前に出ます。

土ふまずのない人がいます。これを扁平足と言います。扁平足の人が歩いたらどうなるでしょうか。地面から抗力Dを受けるのは、土ふまずのある人と同じです（図10-5）。ところが土ふまずのアーチがありませんから、骨格の抗力は図10-6のように真下に働きます。真下に地面を蹴るような形になります。

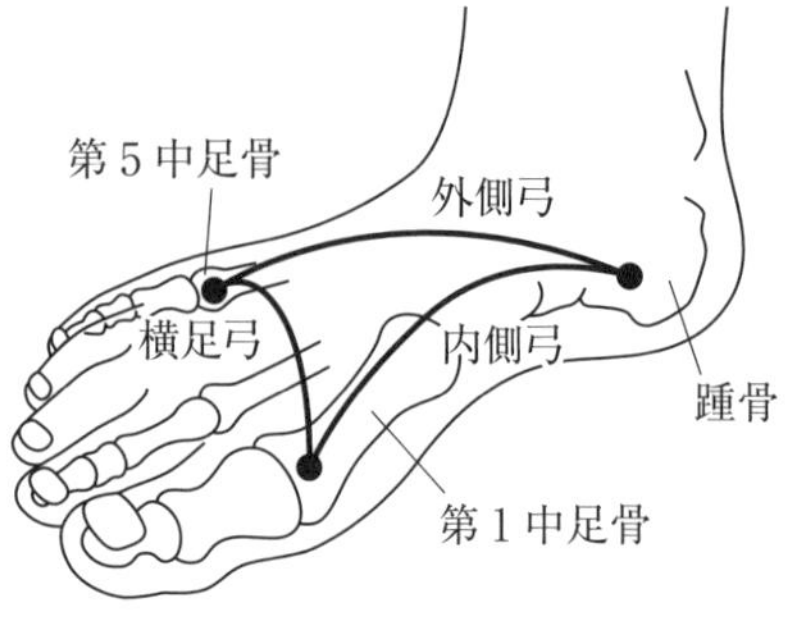

図 10-1

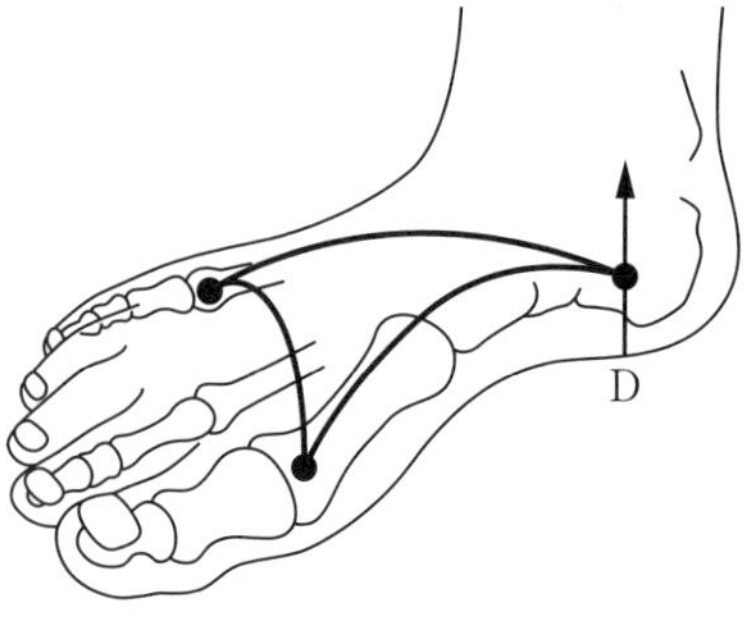

図 10-2

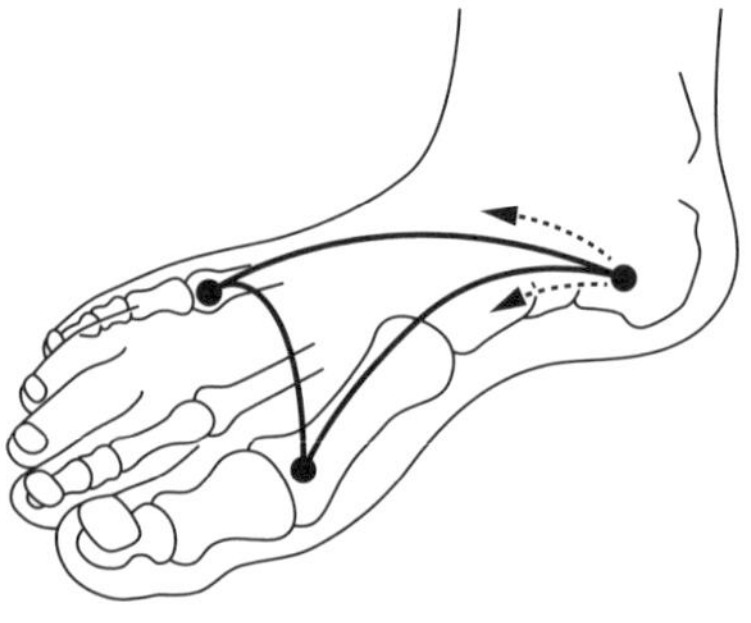
図 10-3

野田雄二『足の裏からみた体』P72を参照して作成

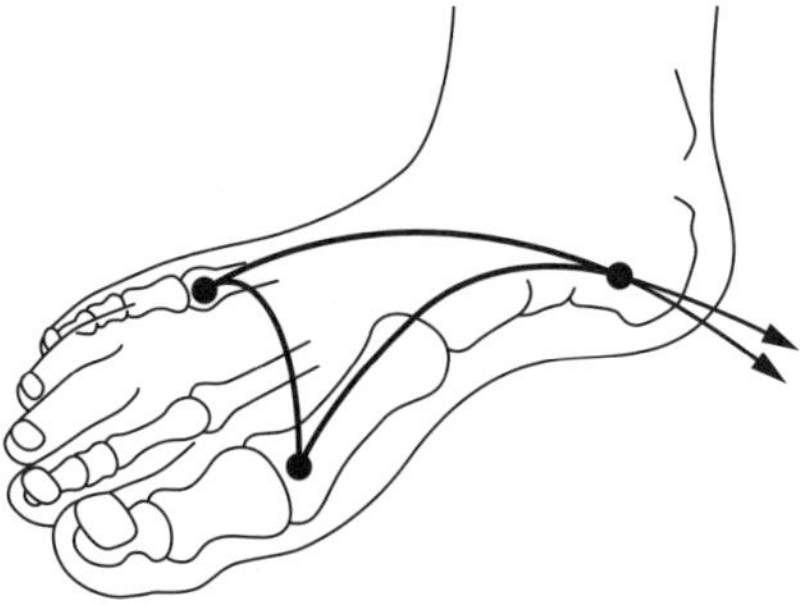

図 10-4

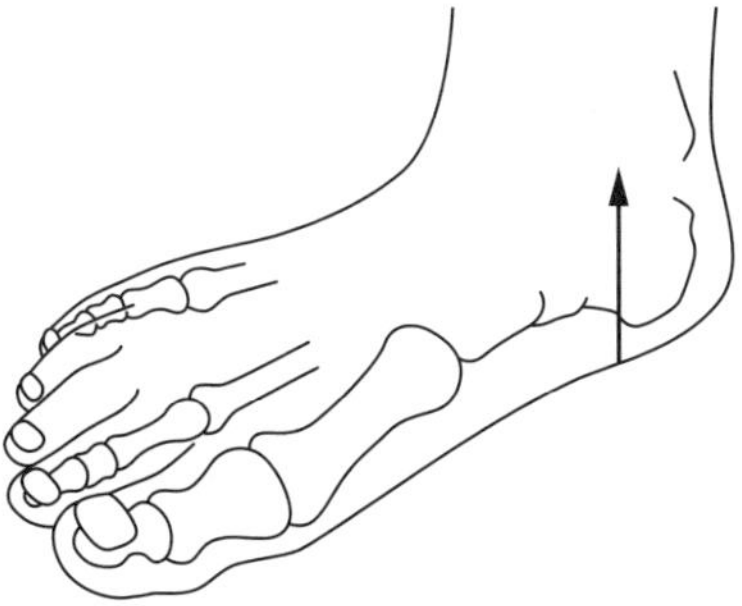

図 10-5

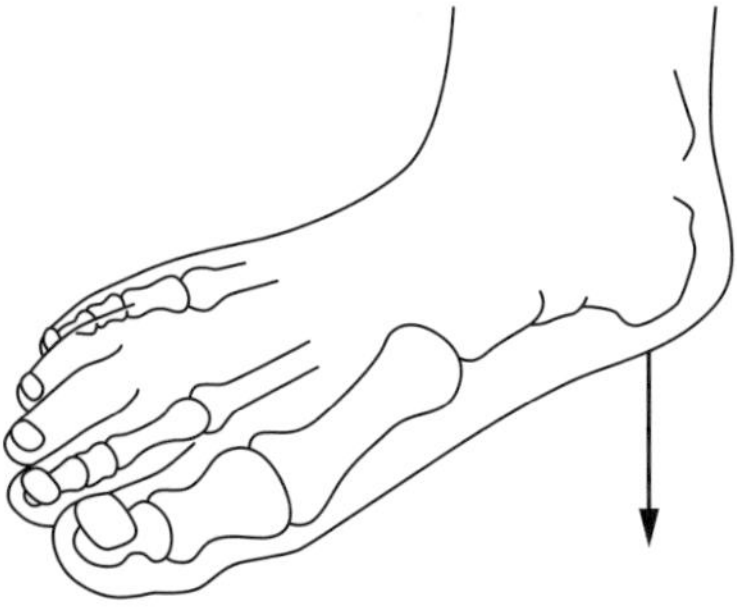

図 10-6

真下に地面を蹴ったのでは、前に進む助けになりません。扁平足の人は、自分の筋力だけで足を前に移動させなければなりません。これを歩行ごとに繰り返すのですから、足が疲れることになります。だから扁平足の人は、足が疲れて長い距離を歩くことができないのです。

もう一度P.34図9-2を見て下さい。外反母趾では指骨は外側に曲がるのですが、中足骨は内側に曲がります。横足弓は中足骨、内側楔状骨、中間楔状骨、外側楔状骨、立方骨でつくられていました。中足骨が内側に曲がったため、横足弓のアーチがなくなってきます。横足弓のアーチがなくなったのを、開帳足《かいちょうそく》と言います。開帳足になれば、横のアーチがありませんから、足底に力がかかります。それで足の裏にタコや魚の目ができ、痛みが出たりします。

足指を使うと、当然足の裏の筋肉も使います。横足弓をささえている筋肉も強くなり、横足弓が維持されます。ところが足指を使わないと、この筋肉が弱くなり、横足弓が崩れてきます。横足弓がくずれると右足の場合、図10-7のように第一中足骨が左側に行きます。第一中足骨が左側に行くから、中足指節関節も左に行き、親指の指骨は右に回ろうとします。それで指骨の先が右側に行きます。これも外反母趾になります。P.34図9-1は、先に親指の指骨が靴の圧迫で動くと考えたのですが、図10-7のように横足弓がなくなったために、先に中足骨が動くと考えても、外反母趾になります。横足弓がなくなる開帳足は、外反母趾の原因にもなるのです。

足の筋肉が弱り、足の横のアーチがなくなると、体重をかけた時と、体重をかけていない時で足の幅が変わってきます。体重をささえることができず、足の横アーチがつぶれるからです。足の幅は足囲と言われ、親指のつけ根の出っ張った所（第1中足指節関節）と小指のつけ根の出っ張った所（第5中足指節関節）を結んだ線上の足の周囲で測ります。立っていると、足にはすべての体重がかかりますが、椅子に座ると、足には体重の半分しかかかりません。ずっと立っているよりも、椅子に座ったほうが楽なのはこのためです。足の足囲を、立った状態と椅子に座った状態で測ります。もしこの差が1.2㎝以上あれば、足の横のアーチがなくなっている、つまり開帳足が疑われます。

みなさん、図10-8のようにアーチになっている上に物体Aを落としたのと、図10-9のように地面の上に直接物体Aを落としたのでは、物体Aが受ける衝撃はどちらが少ないと思いますか。図10-8のようにアーチになっておれば、そのアーチがクッションの役割をします。だから地面に直接落とした図10-9より衝撃が少なくなります。私たちは歩行するたびに地面から衝撃を受けます。歩いているだけでも体重の1.5倍の衝撃を受けます。走っておればその衝撃は体重の3倍にもなります。しかし足に内足弓、外足弓、横足弓があるため、これがクッションとなり、その衝撃を減らしているのです。扁平足や開帳足の人は、歩くたびに大きな衝撃を受けます。これは膝や腰の負担になり、膝や腰をいためる原因にな

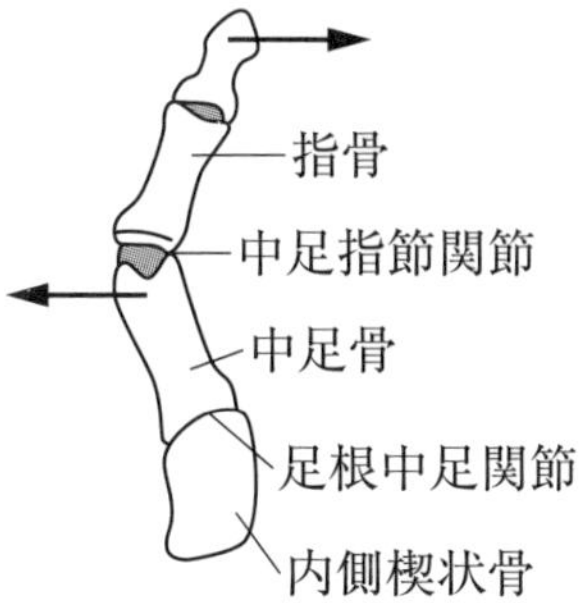

右足の親指

図 10-7

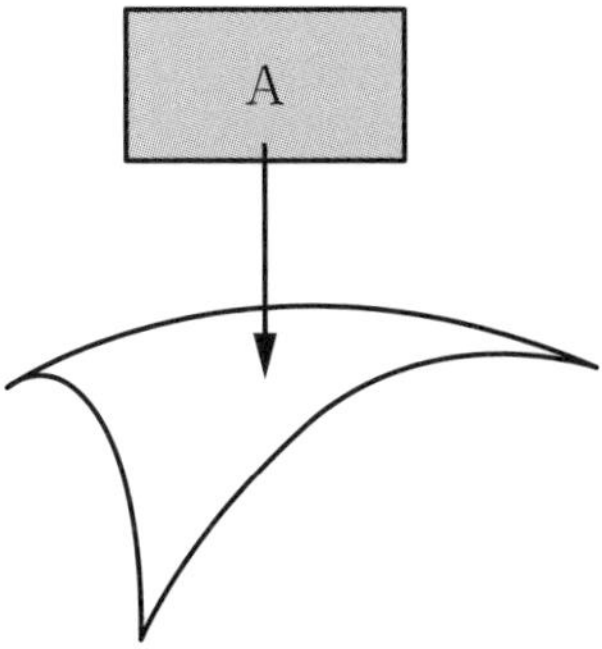

図 10-8

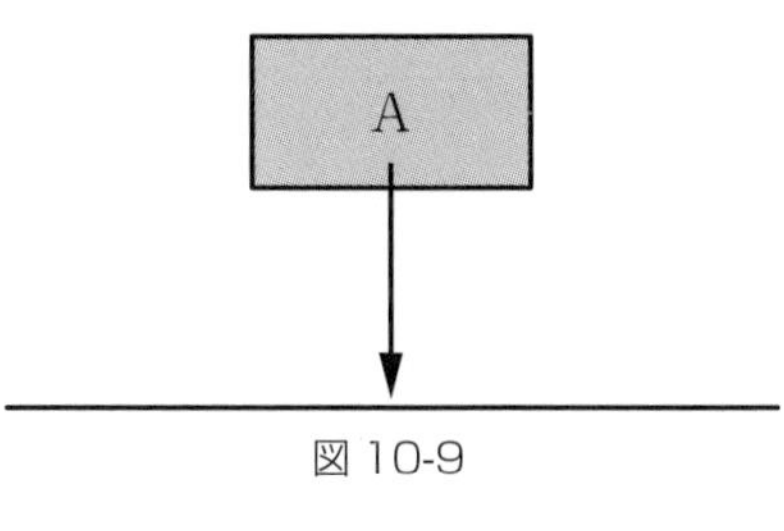

図 10-9

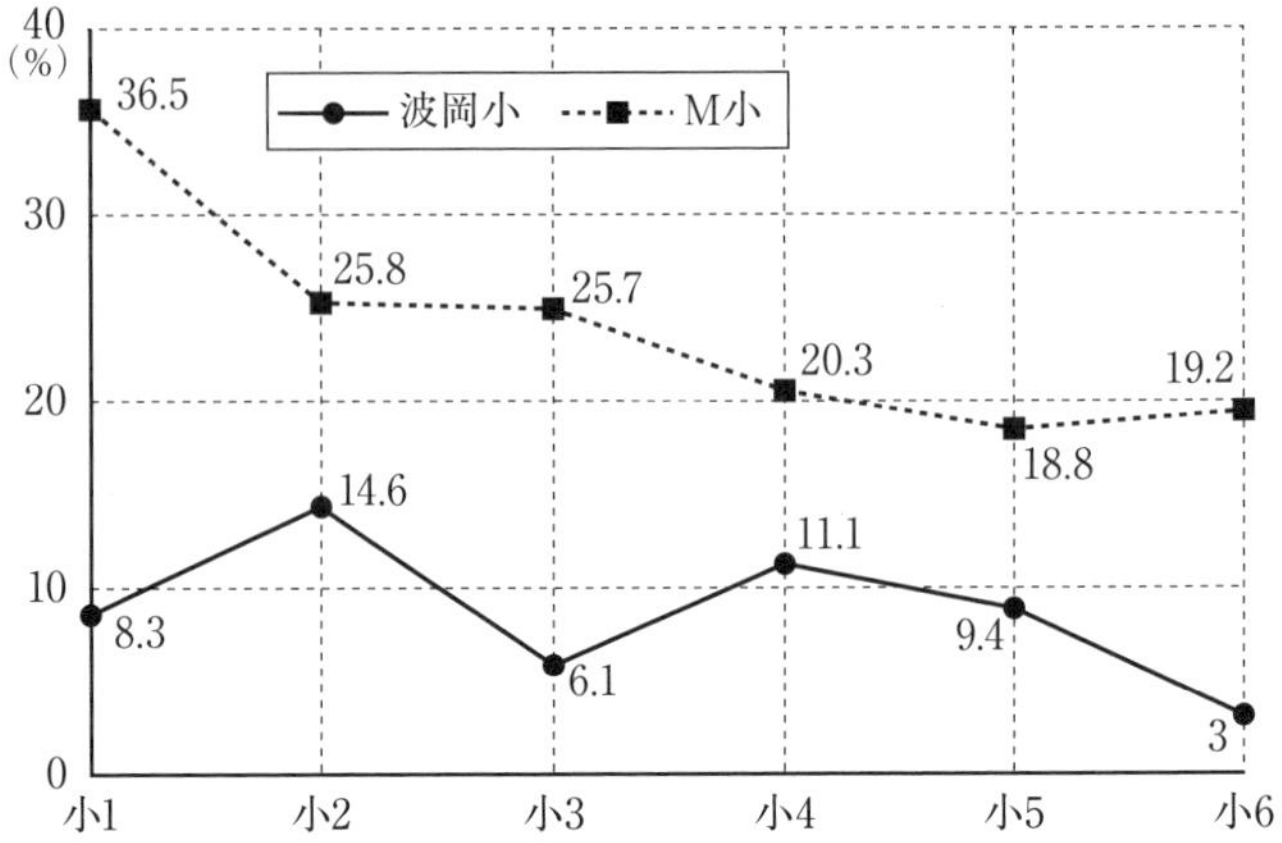

土踏まず未形成児童の割合

グラフ 10-10

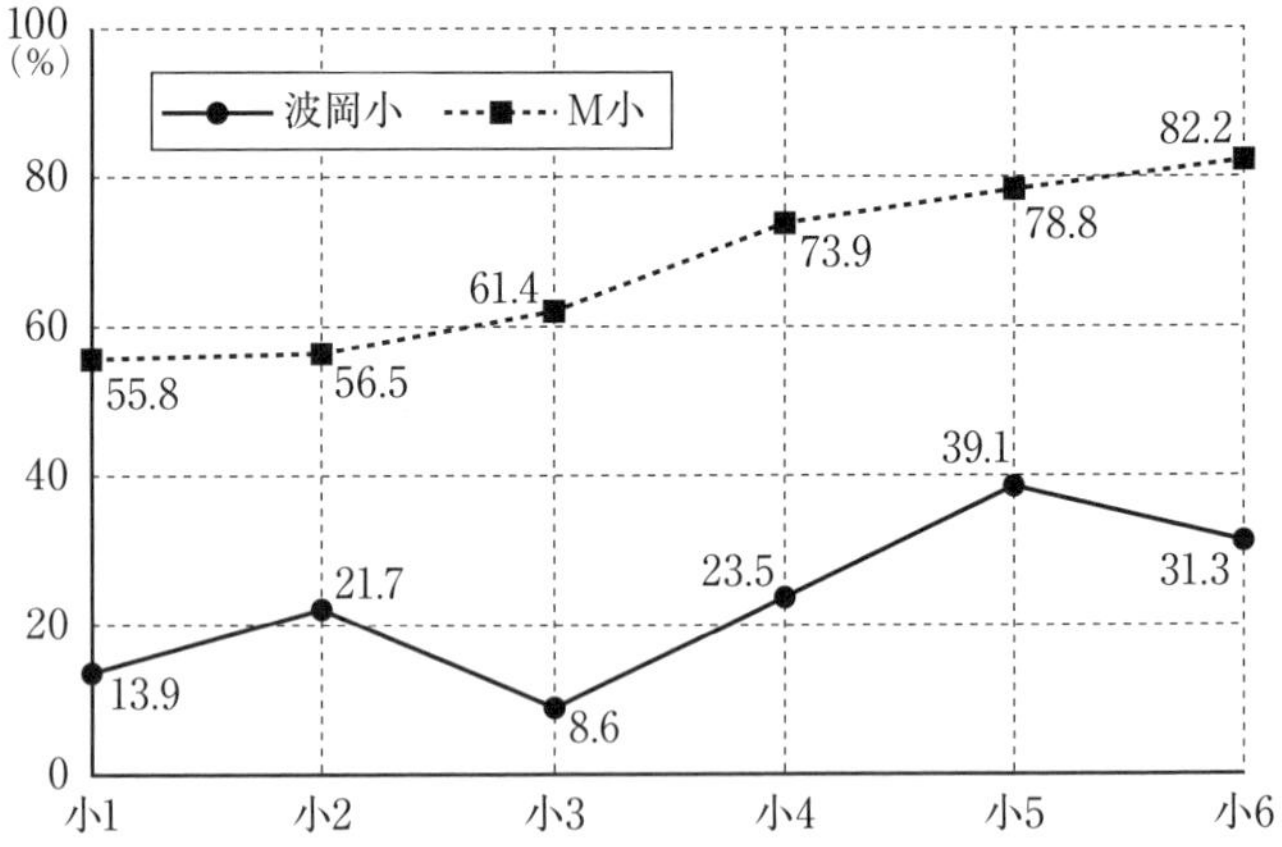

外反母趾の児童の割合

グラフ 10-11

野田雄二『足の裏からみた体』P138、P139 より引用

るでしょう。

土ふまずは、3歳〜5歳で約80%にできると言われていますが、野田雄二氏の調査によると、この年齢では、50%程度しか認められなかったと言います。また18歳になっても、約20%で土ふまずが形成されていないと言います。野田雄二氏は、土ふまずを形成するのに、はだしを勧めています。子供たちをはだしで遊ばせることを実践している学校があります。はだし実践校の波岡小学校と、通常のように靴をはいて遊ばしているM小学校（波岡小学校と同じ市内です）の土ふまずができていない児童の割合がグラフ10-10です。小学校6年生では、はだし実践校の土ふまずができていない児童は、わずかに3%です。通常なら、18歳でも、約20%は土ふまずができないにもかかわらずです。はだしでいると土ふまずができやすいのは一目瞭然です。また外反母趾のデータも出しています（グラフ10-11）。靴をはいておれば小学校6年生で、82%も外反母趾になるのか、と私はその割合の高さに驚きます。

11 ハイヒール

ハイヒールをはくと、ふくらはぎが緊張しふくらはぎが細くなります。また背筋が発達し背筋がきちんとのびます。さらにお尻もキュと上がります。通常の靴だと足の長さに見えるのは足首までですが、ハイヒールをはくと、足の甲も足に見え、足が長く見えます。背筋がきちんとのび、お尻もあがり、ふくらはぎが細くなり、足が長く見える、女性のスタイルが非常にきれいに見えます。このためハイヒールは女性に好まれます。

しかしハイヒールで歩くのは、つま先だけで歩いているようなものです。男性のみなさんも、つま先だけで歩いてみて下さい。どうですか。かなり疲れます。歩きにくいです。自分のかかとをさわってみて下さい。大きな骨があります。これを踵骨《しょうこつ》と言います。この厚い踵骨が歩く時にしっかり体重をささえます。それで足指が動きやすく、足指が地面を踏み込みやすくなります。つま先で歩くと、つま先で重力をささえることになります。重力をささえているから足指が動きにくく、足指での踏み込みがしにくくなります。それで歩きにくいのです。また足指は本来体重をささえるのがその役割でありません。その証拠に足指の骨を見てください。踵骨に比べるとはるかに小さな細い骨です。本来体重をささえるべき所でない所で体重をささえているため、足の筋肉に非常な緊張を強いて足が疲れます。

みなさん、はだしで歩いてみて下さい。着地する時どこから着地していますか。かかとから着地していますか。かかとから着地して、それから足指を除く足底全体を地面につけて、それから足指も地面につけて、最後に足指で地面を蹴るようにして足を上げます。これが靴をはいていない時の人間の自然な歩き方なのです。かかとから着地した時、かかとの狭い所で体の全体重をささえなければなりません。実はかかとで着地した時の衝撃は、体重以上なのです。この時の衝撃は、歩いていても体重の1.5倍になります。歩くたびにこの衝撃をかかとの狭い範囲でささえなければなりません。だから踵骨は足根骨の中でも突出して太い骨になっています。足が地面から離れようとして足指が地面をけるようにする時、体重はかかとを含む足の裏全体で支えられています。かかとだけで体重を支えるよりは、支える面積が広いですから、それぞれにかかる体重の負荷は小さくなります。足指にも体重がかかりますが、かかとだけで体重をささえている時にかかとにかかる負荷に比べると、はるかに小さな負荷がかかります。歩く時の足指の役割は、足指を動かして地面を蹴るようにして体を前に進めることです。体重を支えることは足指の主たる役割でありません。

それではハイヒールをはいて歩く場合を見てみましょう。ハイヒールは図11-1のように地面と接します。かかとにあるハイヒールのヒールは面積が狭いですから、これだけで体重をささえようとすれば、体が不安定になります。それで体重を前にかけヒールにかかる負荷を少なくし、足底の前の部分のヒールよりは面積が広い部分で、体重をささえようとします。本来体重を支える役割のかかとであまり体重を支えず、本来体重を支える役割でない足指に、かなりの体重をかけることになります。それで足の筋肉に緊張を強いて足が疲れやすくなります。

図11-2の垂直にかかる体重はAとBの分力に分けることができます。Aの分力は靴の前足部を押すように働きます。A分力は図11-3のように前に働く分力Dと下に働く分力Cに分けることができます。分力Dで靴を押すから、図11-4のように靴から抗力Eを受けます。P.21図5-6を見てください。図11-4と同じです。ただし図5-6はハイヒールでない靴で、親指の長さより靴のサイズが小さいために靴から受けた抗力です。図11-4のEの抗力は体重がもたらす抗力です。つまりハイヒールの場合は、親指の長さより靴のサイズが小さいために靴から受ける抗力の上に、さらに体重の抗力Eが加わるのです。だから親

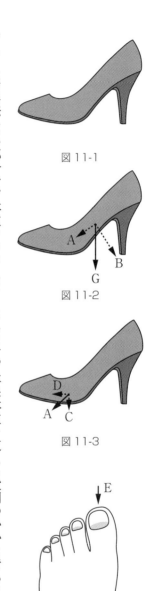

図 11-1

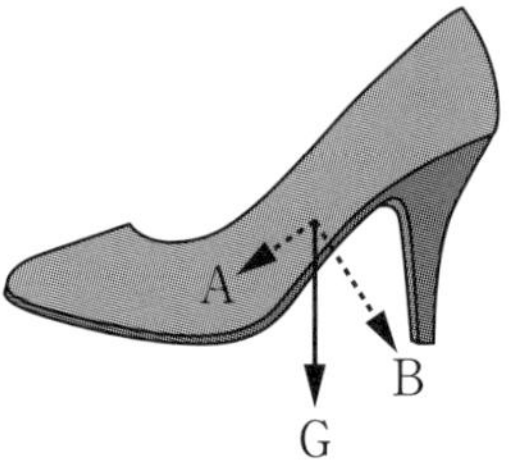

図 11-2

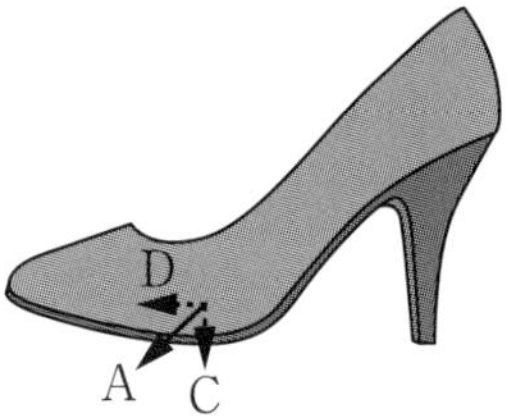

図 11-3

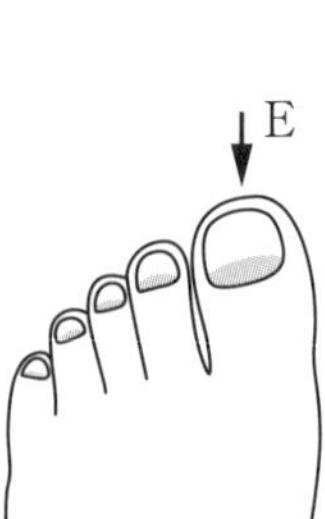

図 11-4

指を前から後ろに圧迫する力は、ハイヒールでない靴より大きなものになります。写真11-5を見てください。ハイヒールを上から見たものです。ハイヒールはスタイルのよさを考えて、先を狭くしているものが多いです。靴の左右から受ける圧迫も、ハイヒールでない靴より大きなものになります。それでハイヒールをはいていると、外反母趾になりやすいのです。外反母趾になる人は、女性が男性より多いのです。女性がハイヒールをはくことが原因とされています。

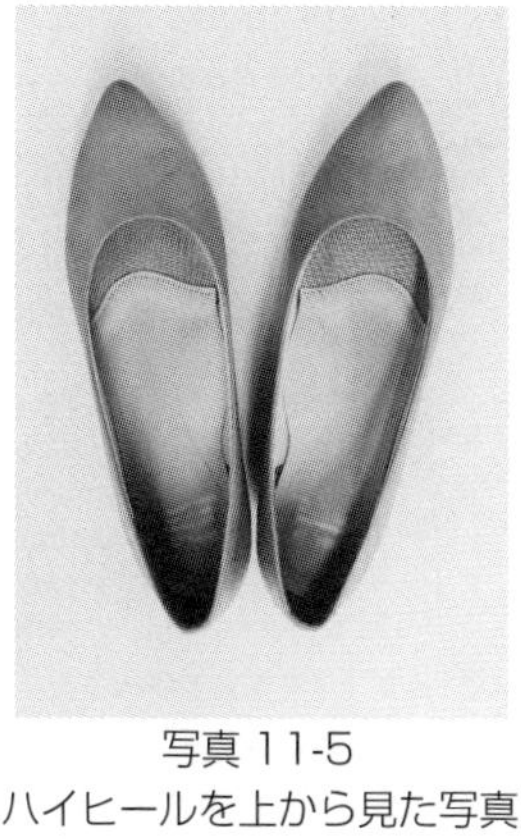
写真 11-5
ハイヒールを上から見た写真

12 ハンマートゥ

幅の広すぎる靴を使っている、かかとに合わせて靴をはいていない、靴ひもを十分に締めていないなどのために、足が靴の中で固定されず、歩くたびに足が靴の中で前に行くことがあります。するとどういうことが起こるでしょうか。図12-1は足指で地面を踏み込んでいる所です。指先は靴底を踏み込んでいますから靴底についていますが、足が前に動くために、図12-2のように足指が曲がります。これが繰り返され足指が曲がってしまったのがハンマートゥです。図12-3のようになります。足指がこのように変形すると靴をはくと痛くなったり、靴のアッパーに足指の上があたりますからここがタコになります。

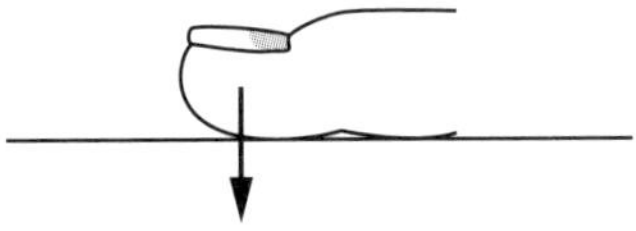

図 12-1

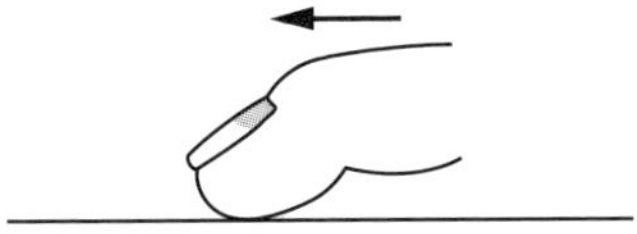

図 12-2

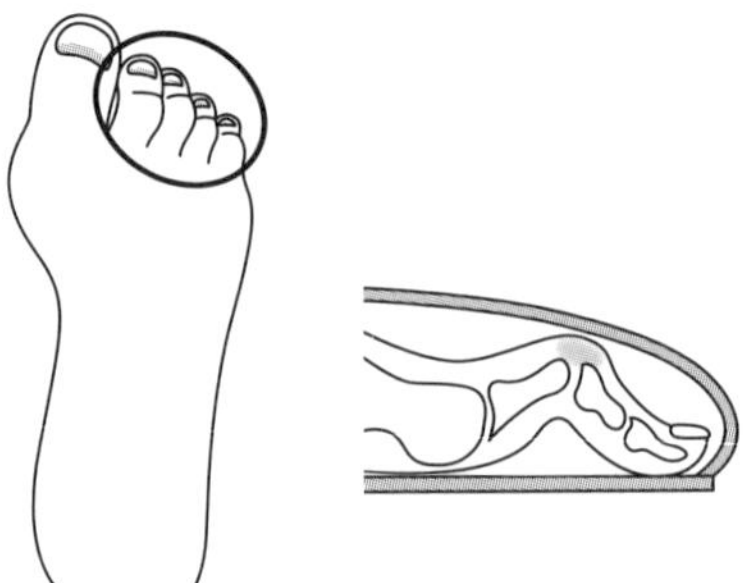

図 12-3

西脇剛史『おもしろサイエンス足と靴の科学』P123 を参照して作成

13 足指を開く

鳥は足が地面についている時、足指を開いています。足指を開いて歩きます。ところが人間は足が地面についている時は、足指を閉じています。これはなぜでしょうか。鳥の主たる移動手段が飛ぶことであるのに、人間の主たる移動手段は歩くことだからです。鳥が歩く時は餌を取る時が多いです。前に行ったり、右に行ったり、左に行ったり、後ろに行ったりして餌を取っています。人間のようにまっすぐに長い距離を歩くことがありません。長い距離を移動する時は飛ぶのです。それで鳥の足は体を安定させることを最優先します。体が安定しておれば餌も取りやすいです。体を安定させるためには足指を開くことです。一方、人間の足は長い距離を歩かなければなりません。足指を開いて歩けばどうなりますか。地面からの抗力は足指の方向になりますから、図13-1のようになります。右方向の分力A、左方向の分力B、C、Dがかかります。足指を閉じて地面を踏みしめれば、図13-2のようにな

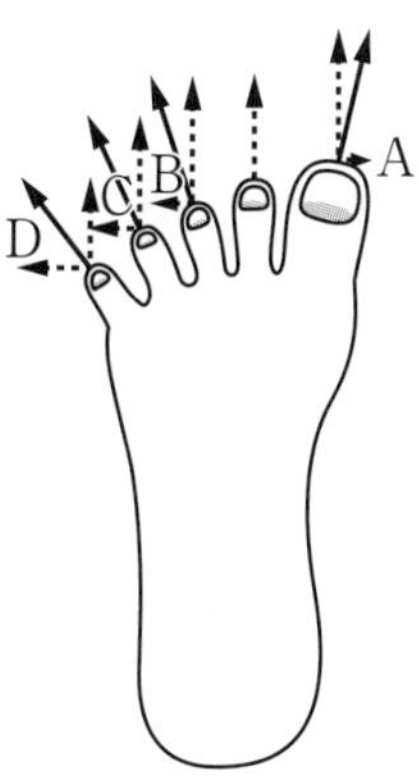

図 13-1

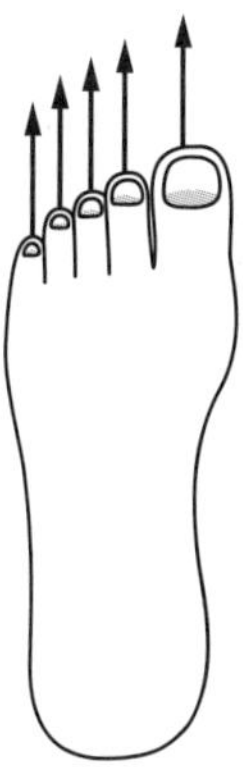
図 13-2

ります。左右への分力はかかりません。左右への分力がかからないほうが歩きやすいです。また前にかかる分力も、左右にかかる分力がない分だけ、足指を開いた時より大きくなります。だから足指を閉じて地面を踏みしめたほうが歩きやすいのです。長距離を歩く人間は、歩きやすいように地面を足指で踏みつける時は、足指を閉じるのです。

しかしじっと立っている時は足指を開いているほうが体が安定します。図13-3と図13-4を見てください。足指を開いている図13-4が、図13-3より親指と小指の間が広くなるから安定します。足指を開いているほうが足指の間がむれず、足指に雑菌が増えにくくなることも、人間にとって有利です。弥生時代後期の古代人の足跡は足指を開いています。人間はじっと立っている時は足指を開くのが、本来の形でないかと思います。靴をはくために足指が圧迫され、足指を閉じているのが癖となり、立っている時も足指を閉じているようになったのでしょう。

次に足指を地面から離して足の親指を思い切り上に曲げてください。足の親指を上に曲げると足指が自然に開きませんか。親指を上に曲げれば足指は開くのです。足指を閉じたまま思い切り親指を上に曲げてみてください。親指は上に曲がりますか。できません。親指を上に曲げればどうしても足指

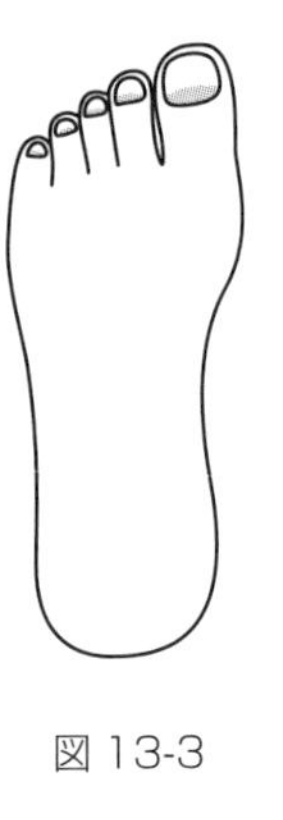

図13-3

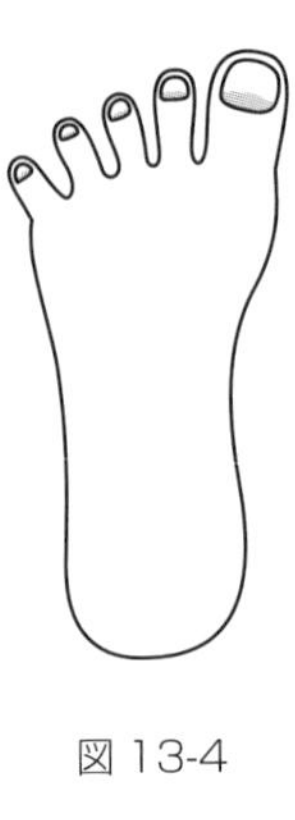

図13-4

が開いてしまいます。人間が歩いている時、足が空中にある時は親指を上に曲げます。上に曲げた親指を下に曲げつつ着地します。足が地面についてから、足指で地面を踏みこむようにして歩くのです。足が空中にある時、親指を十分に上に曲げるには、足指が十分に開くことができなければならないのです。親指を上に大きく曲げていると、下に曲げようとする時、回転力も働き地面を強く踏みこむことができます。だから歩きやすいのです。靴は足指の幅が狭いために、足指を十分に開くことができません。それで親指を十分に上に曲げることができません。はだしで歩けば、足が空中にあって親指を上に曲げている時は、足指を開いています。

靴は親指のつけ根の出っ張り（第1中足指節関節）と小指のつけ根の出っ張り（第5中足指節関節）を結んだ直線を足の幅と考えつくってあります。しかし足指を思い切り広げれば、親指の内側と小指の外側を結んだ直線が、第1中足指節関節と第5中足指節関節を結んだ直線より長くなります。それで靴を履いていると足指を十分に開くことができません。靴の幅が足指を思い切り開いた幅より狭いからです。足指が十分に開かないから、親指が上に曲がりにくくなり、十分に上に曲がりません。十分に上に曲がらないから、親指の踏み込みが十分でなく歩きにくくなります。靴の上のおおい（アッパーと言います）に邪魔されることも、親指が十分に曲がらない原因です。左右が狭く足指を十分に開くことができないから、親指が十分に上に曲がらなくなり、上のアッパーで妨げられるため、さらに親指が十分に曲がらなくなります。

14 靴のはき方

日本に西洋靴が入って来て、現在はほとんどすべての人が西洋靴をはいています。しかしどのように靴をはくかという知識は、入って来なかったようです。だから間違った靴のはき方をしている人が多いのです。みなさんがズック靴を履く時どうしていますか。あるいはお子さんはどのようにズック靴をはいていますか。ひもを結んだままで靴を持って、足の指先を前に蹴るようにして履いていませんか。こういうはきかたをすると足指が靴の前に行きます。それで図14-1のように足指を強く圧迫することになり外反母趾、開帳足になりやすいのです。

靴をはく時はまず靴ひもをほどきます。図14-2のように、足を靴に入れてから、足指を上に上げてななめにして、かかとを靴にぴったりと合わせます。かかとを靴にぴったり合わせてから、ななめにしたままで靴ひもをしっ

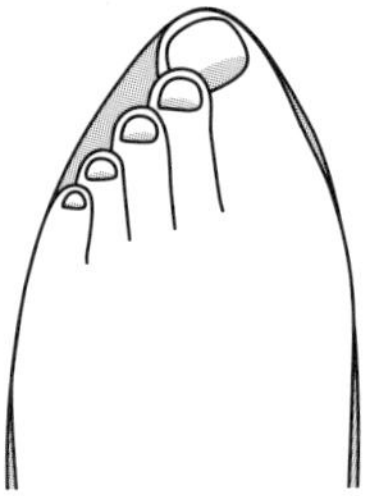

図 14-1

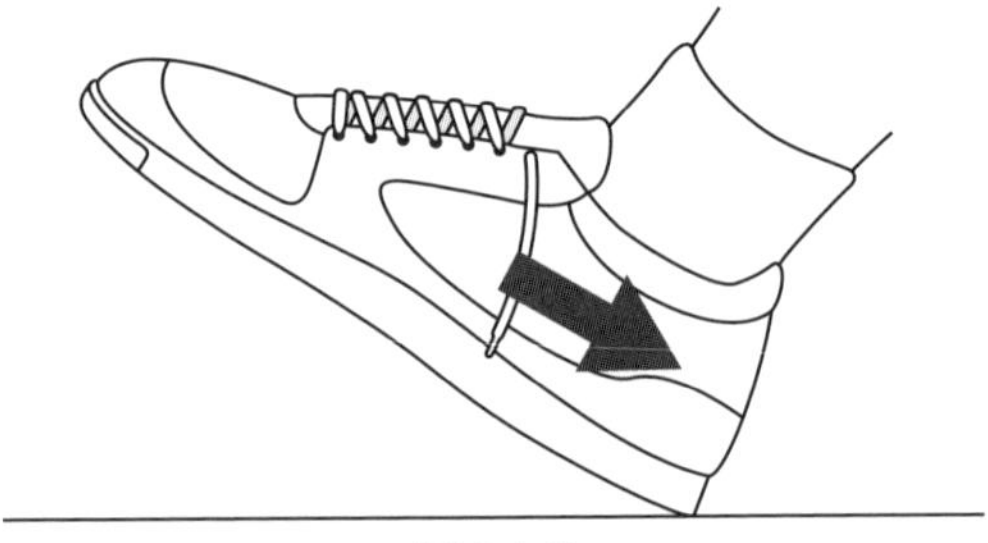

図 14-2
西脇剛史『足と靴の科学』P138 より引用

かりと結びます。足をななめにするのは、ひとつはかかとを靴に押し付けやすいからです。もうひとつは、歩行の時、足が地面から離れて親指を上に曲げている時、足は足指を上にしたななめの形になります。靴が合わないと、この時が一番足が靴の中で前に移動しやすいです。一番足が動きやすい形で動かないようにするためです。これで足が固定し図14-3のようになります。足指が前に行って足指を圧迫することが少なくなります。

図14-4を見てください。親指の根元の突っ張り（第1中足指節関節）Aと小指の根元の突っ張り（第5中足指節関節）Bを結んだ所（足の足囲を測る所）の周囲が、靴は実際の足より9ミリから12ミリ小さくつくられています。実際の足より小さくつくってある所を「ころし」と言います。一番大きな「ころし」がこのAとBを結んだ線の周囲です。ここは足が前にずれないように小さくしてあるのです。靴を選ぶ時はここが少しきつく感じる靴を選ばなければなりません。かかとを靴にきちんと合わせて、足の前部にころしの狭い所があり、しかも靴ひもでしっかり締めます。これで足指が靴の中で前に動き靴に圧迫されることが少なくなります。

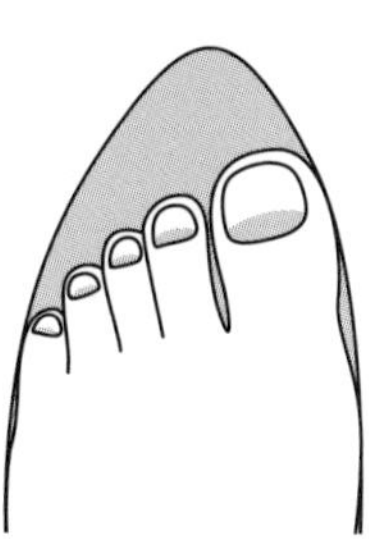

図14-3

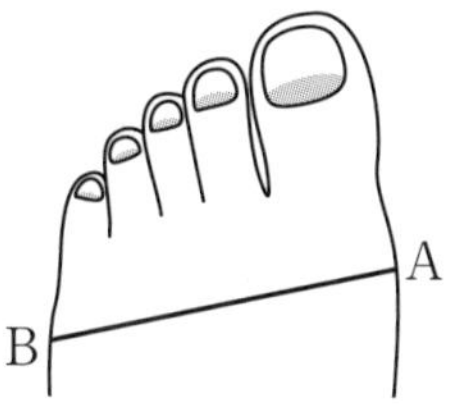

図14-4

靴にぴったり合わせれば、靴ずれをするのではないかと心配する人がいますが、靴ずれは靴と足が少

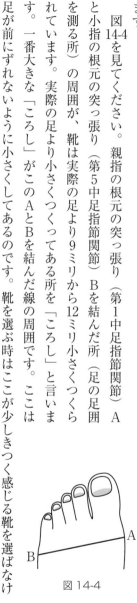

し合わず、靴と足がすれるから靴ずれになるのです。靴と足がぴったりと合い一体となって動けば、すれることはありません。だから靴ずれになりません。

今の日本では、子供が靴ひもを締めたままで、ケンケンをしてズック靴をはいても、誰も注意しません。親も注意しなければ、先生も注意しません。親も先生も靴の正しいはき方を知らないのです。かく言う私も、長い間靴ひもを締めたまま、ケンケンしてズック靴をはいてきました。私を含め多くの人は、長年、間違った靴のはき方をしてきましたが、外反母趾になっていません。足指はこういう間違ったことを長年しても、じっと耐え、正しい足指の形を維持してくれるのです。足の偉大さに感謝せずにはおれません。

15 足に合わない靴

足に合わない靴をはいている人は、小さすぎる靴よりも、大きすぎる靴をはいている人のほうが、ずっと多いのです。小さすぎる靴をはいていると、足が痛くなります。それで誰にでも、靴が足に合っていないことがわかります。靴が大きすぎると、歩くたびに足が前にすべり、足指を強く圧迫します。これが外反母趾、開帳足、ハンマートゥの原因になります。しかし靴が大きすぎても、足もあまり痛くならず、靴をはくことができてしまいます。さらに、ゆとりのある靴のほうが、足にやさしいように思っている人がいます。それで大きすぎる靴をはく人が多いのです。合っている靴というのは、かかとはつま先立ちをしてもぬげないほどぴったりと合っていなければなりません。足の甲と靴の間は指が一本入るほどのすきまがあってはいけません。足の幅である親指の根元のつっぱりと小指の根元のつっぱりの間は、少しきついと思うほどぴったりと合っていなければなりません。また必ず靴ひものある靴を購入し、靴をはくたびに靴ひもをきちんと締めなければなりません。かかとと足の幅が靴とぴったりと合い、足の甲の所にすきまがなく、靴ひもをきちんと締めるなら、歩いても足が前にすべらず、足指を圧迫することが少なくなります。足指の所は、足指が左右上下に動くことのできる十分なスペースがなくてはなりません。しかしこのスペースが十分にある靴は、今の靴ではほとんどないと思います。

16 スリッパ

欧米人は部屋の中でも靴ですから、日本のようにスリッパははきません。日本人は、家の中で靴をはくのは不潔と考え、家の中では靴をぬぎます。畳であればはだしでいるのですが、床だと特に冬は足の裏が冷たいです。さらに床上ではだしでいると、足の裏が黒くなります。これを防ぐために、スリッパをはきます。スリッパの原型は、日本で考え出されたもので、最初は靴をはいたままスリッパをはいていました。

このスリッパは履物としては失格です。人間がはくものでありません。はくとしてもごく短時間、浴室や寝室ではくものです。欧米人はそういうはき方をしています。靴の場合は、かかとをしっかり足に合わせ、靴ひもでくくれば、足指は前に行きません。しかしスリッパはかかとを固定するものが何もありません。歩く時足指は前に行き、スリッパにあたります。足指は前と横から圧迫されます。足指が狭い所に閉じ込められるため、足指での踏み込みが十分にできません。足指で強く踏み込もうとすると、足指が圧迫されているから痛いです。それで足指を踏み込みません。足指で踏み込まないから、足の裏の筋肉が弱くなり、足の横アーチがなくなり、開帳足になります。開帳足になると外反母趾にもなりやすいです。スリッパをはいていると、重心を後ろにかけ、かかとで歩くような歩き方になります。これが癖になり、靴をはいて外を歩く時も、こういう歩き方をします。こういう歩き方をすると、「6　足指が浮いてくると猫背になる」で述べたように、猫背になり腰が曲がります。足指を使わないから巻き爪、陥入爪になります。足指を使わないから体全体の血行が悪くなります。体全体の血行が悪くなるから、血栓ができやすくなり、脳梗塞、心筋梗塞の原因になります。（「33　血流」で詳しく説明します）足指を使わないと、ひび割れ、あかぎれにもなりやすいです。（「34　足指を動かせばひび割れ、あかぎれが少なくなる」で詳しく説明します）

スリッパは、裏に靴のグリップ性にあたるすべりを防ぐものが何もついていません。床は平らですから、摩擦は少ないです。摩擦の少ない床をグリップ性のないスリッパで歩くのですから、すべりやすいです。すべれば、足指での踏み込みができないからまず転倒します。（「4　靴をはいていると、すべった時に転倒しやすい」で説明しました）

スリッパをはいておれば、足指を開くことができません。足指を開くことができないから、足指の間が乾燥しません。足指の間が乾燥しないから、白癬菌や雑菌が繁殖しやすくなります。水虫や足の悪臭の原因になります。

人間は家の中で歩かないとでも思っているのでしょうか。主婦は毎日のように家をそうじします。スリッパをはいてそうじします。これはかなりの歩行になります。男性の方も家の中をあちこちと移動するでしょう。家に帰ればずっと机の前に座って本を読んでいる、という人は少ないでしょう。たとえ椅子に座っているにしても、スリッパをはいて座っているのはよくありません。スリッパでは足指がスリッパの中に閉じ込められて動かせないからです。

日本人がつくった畳という傑作を捨てて、中途半端に西洋の真似をするからよくないのです。家の中では、はだしでいるのが一番よいのです。床でもはだしがよいのです。はだしでは冬に足裏が冷たいし、足裏や靴下が黒くなると言うなら、布草履をはくべきです。スリッパよりはるかによいです。

17 スリッポン

スリッポンと言われる靴があります。スリッポンはSLIP-ONから来ています。靴ひもなどがなくて、足をすべりこませるように簡単にはくことができる靴の総称です。簡単にはくことができるというのは、かかとに余裕があるということです。余裕がないと簡単にははけません。かかとに余裕があるということは、かかとが合っていないということです。かかとが靴にきちっと合っておらず、靴ひもがありませんから、歩くたびに足は前にすべります。足が前にすべるから足指が靴の先にあたります。どの靴でも程度の差こそあれ、靴の先を細くしてあります。歩くたびに足指が靴の先の細い所に閉じ込められることになります。足指が前後左右から強く圧迫されP.52図14-1のようになります。これを繰り返すと足指が変形してきます。外反母趾、開帳足、ハンマートゥになります。足指が狭い所に閉じ込められ足指を動かすことがしにくいから、歩きにくくなります。長時間歩くと疲れます。足指を動かしにくいから足指を上に十分上げることができず、物につまずきころびやすくなります。（「2　靴をはいていると、ころびやすい」で説明しました）足指で踏ん張ることができないから、すべった時にころびやすくなります。（「4　靴をはいていると、すべった時に転倒しやすい」で説明しました）足指を動かしにくいから、とっさの動きが遅れ、怪我をしやすくなります。（「3　靴をはいていると、ぶつかりやすい」で説明しました）足指を使わないから、足の裏の筋肉が衰え、足の横アーチがなくなってきます。つまり開帳足になります。開帳足になると歩くと疲れやすく、足の裏にタコ、魚の目ができやすくなります。それで歩くと痛くなります。開帳足になると外反母趾にもなりやすいです。（「10　土ふまず」で説明しました）足指をあまり動かさないから、全身の血行が悪くなります。全身の血行が悪くなると、細胞に十分に酸素や栄養がいかず、体全体が不調になります。血行が悪くなれば、血栓ができやすくなり、心筋梗塞、脳梗塞の原因になります。（「33　血流」で詳しく説明します）このようにスリッポンは人を不健康にする原因になります。スリッポンは人間のはく履物でありません。

18 靴の機能とはだし

靴はどういう機能があるのでしょうか。西脇剛史氏は次の8つをあげています。

1 衝撃緩衝性
2 安定性
3 通気性
4 フィット性
5 軽量性
6 グリップ性
7 耐久性
8 屈曲性

衝撃緩衝性というのは、歩行や運動で足に受ける衝撃を少なくするものです。はだしで歩くと、木などを踏みつけて足裏に怪我をすることがあります。また小さな小石がたくさんある所をはだしで歩けば、足の裏が痛いです。靴をはいていると、木などを踏みつけてもたいていは足裏に怪我をしないし、小石がたくさんある所を歩いても、足裏は痛くありません。走れば着地のたびに体重の3倍もの衝撃を足に受けますが、靴はこの衝撃もやわらげてくれます。靴ははだしよりも衝撃緩衝性においてはるかにすぐれます。

安定性は、運動などによって関節が過度に動き障害が出ることを抑制する機能です。例えば走っている時、着地するのはまずかかとの外側です。それからかかとが内側に回転します。この回転が過度になりすぎると足を傷めることがあります。それで靴の内側に硬度の高いものを使い、この内側への回転を抑制します。しかしこのように関節が過度に動いて足を傷めるのは、長距離の選手とかバレーボールの選手とかのスポーツを激しくする人でしょう。一般社会人が日常生活で関節を過度に使い関節を傷めることがどれだけありますか。多くの人はあまり歩かず、関節を使うことさえあまりしないのです。私たちの日常生活においてこの機能は不要です。この機能がないはだしでも問題ありません。

通気性は、通気口などをつくり靴がむれないようにすることです。靴をはけば通気性ははだしより悪くなります。通気性が極めてよい靴でもはだしよりは通気性が悪いです。通気性においては、はだしはどの靴よりもすぐれます。

フィット性は、はき心地のよさです。足にぴったりと合う靴でも、靴は人間の体の一部ではありません。足は人間の体の一部です。はだしほどフィット性のよい靴はありません。

軽量性は靴の軽さです。どんなに軽い靴でも、重さが0グラムのものはありません。軽量性においてははだしはどの靴よりもすぐれます。

グリップ性はすべらないようにする機能です。スパイクがついている靴は、はだしよりグリップ性はすぐれます。しかしアスファルトなどはスパイクのついている靴で歩けません。日常生活ではスパイクのある靴を使うことはできないのです。スパイクのない靴ならば、はだしのほうが、靴をはいているよりもすべった時に転倒しにくいことは「3　靴をはいているとすべりやすい」で述べました。日常生活では、グリップ性ははだしのほうが靴よりすぐれます。

耐久性は、どのくらい使うことができるかということです。はだしの足は生まれてから死ぬまで使います。これほど長く使うことのできる靴はありません。

屈曲性は、足の中足指節関節と靴の曲がる所が一致して靴が曲がりやすいことです。いくら曲がりやすい靴でも、はだしで中足指節関節を曲げるほど曲がりやすい靴はありません。屈曲性においてははだしはどの靴よりもすぐれます。

はだしがいかなる場合も靴よりすぐれるのは、通気性、フィット性、軽量性、耐久性、屈曲性です。また日常生活ではグリップ性でも靴よりすぐれます。さらに日常生活では靴の持つ安定性は不要です。よってはだしが靴に劣るのは衝撃緩衝性だけです。しかし靴の持つ衝撃緩衝性がかえって人間に害になる場合があります。毎日車で会社に行ってデスクワークをして、車で家に帰る、そういう生活を毎日している人がいるとします。毎日ほとんど歩くこともしません。そういう人がいつも靴をはいて歩き、足の受ける衝撃をやわらげています。衝撃をやわらげることが必要ですか？

こういう人は運動不足ですから、足にもっと衝撃を与えたほうがいいのでないでしょうか。足に衝撃を与えれば、足はその衝撃に耐えようとして骨も関節も発達します。ほとんど歩かないのに靴をはいて歩く時の衝撃をやわらげてしまうと、足はますます弱ります。足の裏を怪我する心配のない所では、はだしで歩いて足に衝撃を与えたほうが、こういう人の足にはかえってよいのです。

子供を過保護にするのはよくないと言われます。なぜ子供を過保護にするとよくないのでしょうか。親が家事をみなしてくれるから、子供はただ食べるだけでよい、親が宿題までしてくれるから子供は頭を使う必要もない、これでは子供は体も頭も使いません。体も頭も使わないから体も頭も発達しません。過保護の子供が大人になった時、体も頭も発達していない人間、体も頭も劣った人間になってしまいます。

古来偉人と言われる人は、子供の時や若い時に困窮の中で暮した人が多いです。何不自由なく子供時代、青春時代を過した人で偉人と言われる人は少ないのです。困窮しているから生き抜くために必死で頭を使います。だから知恵が発達するのです。飢餓と寒さの中で暮すから、体もその厳しい環境に適応しようとして強くなります。

ユダヤ人は優れた人が多いです。ところがイスラエルに住んでいるユダヤ人の優れた人の割合は、他国の優れた人の割合と変わらないと言われます。優れたユダヤ人は、イスラエル以外の国に住んでいるユダヤ人なのです。イスラエル以外の国に住んでいるユダヤ人は、ユダヤ人というだけで迫害されます。それで生き抜くために懸命に頭を使います。懸命に頭を使うから優れた人になるのです。ユダヤ人に優れた人が多いのは、ユダヤ人という民族が優れていると言うよりも、迫害が優れたユダヤ人を生み出しているのです。人間は困難を与えればその困難に打ち勝とうとして心が発達するのです。

足も過保護にするのはよくありません。足が発達しなくなるからです。足にも困難を与えなければなりません。困難を与えれば、その困難に打ち勝とうとして足が発達するからです。衝撃緩衝性のある靴をはけば、衝撃を緩衝してしまうために、足の衝撃に耐える能力が発達しません。靴はかかと部分が高くなっています。ヒールと言われる所です。これが人工的な土ふまずの役割をします。土ふまずのできていない子がいつもヒールのある靴をはいていたらどうでしょうか。ヒールが土ふまずの役割をしてくれるから、足に土ふまずができなくても歩きやすいです。その結果足に土ふまずができなくなります。親が何もかもしてしまったのでは、子供は体も頭も発達しないのと同じことです。足に困難を与えないから、足が発達しないのです。足は何ら過保護にしない、足には困難を与える、つまり足ははだしで歩くのが一番よいのです。はだしの唯一の欠点は、足底を怪我する恐れがあることです。足底を怪我する恐れのない所では、できるだけはだしでいるのがいいのです。足底に怪我をしない所ならば、はだしにまさる履物は一つもありません。

アベベというエチオピアのマラソン選手がいました。１９６０年のローマオリンピックで優勝し、１９６４年の東京オリンピックでも優勝しました。オリンピックのマラソンで2連覇したのです。オリンピックのマラソンの2連覇は、後に当時の東ドイツのチェルピンスキーが達成しましたが、チェルピンスキーが達成した大会は、モントリオールオリンピックとモスクワオリンピックです。モントリオールオリンピックはアフリカの22ヵ国がボイコットし、モスクワオリンピックはアメリカ、日本など50カ国近くがボイコットしました。マラソンの優勝候補であった瀬古利彦も出場できませんでした。そんな中の2連覇ですから、アベベの2連覇と比べると色あせます。

東京オリンピックの時私は小学校5年生でした。この時のマラソンをテレビで見ました。この時は日本の円谷が三位に入ったのですが、ゴールに入ると倒れ込むような感じでした。ところがアベベはゴールに入ってもなお整理体操をして平然としていました。まだ後10キロメートル走れると言ったそうです。まさに別格の強さでした。

このアベベは、ローマ大会で走った時ははだしで走ったのです。勿論エチオピアが靴が買えないほど貧しいというわけではなく、たまたまアベベの靴がこわれたためです。別の靴を捜したのですが、合う靴が見つからなかったので、はだしで走ったのです。子供の頃からはだしで野山を駆け回っており、はだしで走ることに慣れていたようです。

歩く時もそうですが、走る時も足指を使います。足指で地面を蹴って走ります。はだしで走り回っておれば、足指は嫌が応でも鍛えられ強くなります。いつも靴をはいている人と比べると、段違いになるでしょう。アベベの強さは、はだしで走り回っていたこともその一因でないかと思っています。

まったく同じ構造の靴でも、軽い靴を履くと、地面を蹴る力を小さくしてもランニングの速度が維持できることがわかっています。靴をはかないはだしより軽い靴はありません。アベははだしで走った時、地面を蹴る力が他の選手より小さくても、他の選手より速い速度を維持できたのかもしれません。それがために長距離を走っても疲れなかったとも考えられます。

シューズメーカーは速く走ることができ、しかも疲れない靴の開発にしのぎをけずっています。だから試合の時は、はだしよりも靴をはいたほうが速いのでしょう。しかし普段の練習は、はだしで走ったほうがよいのでないかと私は思っています。足指の力が違ってきます。

19 人間はなぜ靴をはくようになったのか

人間はなぜ靴をはくようになったのでしょうか。原始時代は靴はもちろん衣服もありませんでした。裸、素足で生活していたのです。しかし原始的な生活をしている人たちでも、陰部だけは何かでおおっています。陰部を見せるのは恥ずかしいという道徳的なこともありますが、もっと大きな理由は、陰部は生理的に低温にしておかなければならないからです。陰部を強い日光にさらして温度が上がると、体が不調になります。こういうことは非常に早い段階から知られていましたから、服も着ずはだしで歩いている原始的な生活をする人たちでも、陰部は何かでおおっているのです。

人間に毛がほとんどないことからわかるように、人間はもともと非常に暑い所で生まれた動物です。非常に暑いから、毛がほとんどなくても生活できたのです。ところが人間の数がだんだんと増えてくると、食料を求めて争いが起こります。争いに負けた者は、人間が住んでいない所に逃げなければなりません。そこは寒く、一年中裸で暮すとなると、寒い冬は凍え死んでしまいます。日本の冬を、服を一枚も着ずに過すことができるでしょうか。大きな病気にかかったり、凍えて死んでしまうでしょう。ところがこういう寒い所でも、服を着て、家を建て、火で暖を取れば生きていけます。暑い所を追われた人々は知恵を使い、衣服をつくり、家をつくり、火で暖を取り、寒い所でも生き抜きました。

それで人間は服を着るようになりました。

人間は最初ははだしで歩いても、ほとんど怪我をしない所に住んでいたのでしょう。ところが争いに負けた人々は悪い土地に追いやられます。歩けば足底にしばしば怪我をする土地に住まなければならなくなったのでしょう。そこで人間は知恵をしぼり、靴や草履をつくりました。靴や草履があれば足の裏に怪我をすることはだいぶん減ります。

素手の集団と刀を持っている集団が戦えば、まず刀を持っている集団が勝ちます。人間は強い者にあこがれますから、刀を持っている人にあこがれます。江戸時代に帯刀を許されることは名誉なことでした。武士は出かける時は大小の刀をさし、庶民はそれにあこがれました。大刀が0.9kg～1.1kgほどあり、小刀が0.4kg～0.7kgほどありますから、大小あわせると1.3kg～1.8kgになります。これだけの重量が左にかかるため、武士は左肩が下がっていたと言われます。左肩が下がればまず見ばえが悪いです。それに左右のバランスが崩れていますから、何らかの身体的不調が出ることが考えられます。それにもかかわらず人々は帯刀にあこがれ続けました。なぜでしょうか。刀を持っている者は強いからです。強い者にあこがれているのです。（注）

注：荻生徂徠『注釈孫子国字解下』（今倉　章注釈）p.78

靴をはいている集団とはだしの集団が戦えば、まず靴をはいている集団が勝ちます。尖った石のような踏めば足が怪我をする物をまかれると、はだしの集団は前に進むことができません。靴をはいておれば、尖った石ぐらいでは怪我をしませんから、どんどん進軍できます。前に進むことができなければ必敗するのは兵法の鉄則です。靴をはいている者が強いから、人は靴をはいている者にあこがれます。それをまねて靴をはいていない人も、靴をはくようになります。こうして靴をはく習慣が広く広まったのでしょう。

よろいを着ている集団とよろいを着ていない集団が戦えば、まずよろいを着ている集団が勝ちます。だから戦争の時はよろいを着なければなりません。よろいは10kgほどあります。平時にそんな重いよろいを着る必要がありますか。平時にはそんな重いよろいは不要です。日常生活では、よろいを脱いで楽な服で過せばよいのです。刀は確かに戦争の時には必要です。しかし普段の日常生活を送るのに刀は必要ないのです。日常生活まで大小の刀をさす必要はありません。靴は確かに戦争の時は必要です。しかし普段の日常生活を送るには靴は必要ないのです。日常生活では靴は脱がなければなりません。

この数千年間武力と武力が衝突し、勝った者が支配者として負けた者を支配してきました。靴をはいている軍隊は、はだしの軍隊にまず勝ちますから、人々は靴をはくことを尊ぶようになったと思います。靴をはいている人は支配者であり、位の高い人であり、立派な人であるという風潮が定着しました。この風潮は今も続いています。天皇皇后が主催する園遊会にはだしで行ったらどうでしょうか。

入れてくれないのでないでしょうか。きちんとした靴をはいていかなければなりません。天皇皇后が主催する園遊会に、はだしでいるような身分の低い者は行ってはいけないのです。

人間が靴をはくようになったのは、足底の怪我を防ぐためです。足底を守るためだけなら、草履のような形で十分です。靴のように足をおおう必要はありません。事実古代エジプトでは現代のサンダルのようなものでした。靴のように足を包む形ではありませんでした。古代ローマ帝国では、暖かい所はサンダル形式でしたが、寒い所で足をおおう形式のものが発達してきました。防寒のために靴が発達したのです。現代ではドイツが靴の先進国ですが、ドイツは寒いです。寒いドイツの冬を越すためには靴は必須なのです。

日本は昔は北海道のような寒い所にはほとんど住んでおらず、比較的温暖です。それで長い間、草履、雪駄、下駄をはいてきました。日本は湿度が高く、靴のように足をおおってしまうと、足にトラブルが起こることを経験的に知っていたのでしょう。現代のように西洋の靴をはくようになったのは、比較的新しいことです。幕末から明治に、初めて西洋の靴が入って来ました。ところが明治になっても、大正になっても、西洋の靴はそう普及しませんでした。庶民が靴をはくのは軍隊生活をする時ぐらいでした。太平洋戦争後急激にアメリカ化が進み、１９５０年代中頃から皮靴をはくことが一般化したのです。

現代では履物をはかずにはだしで歩いている人は一人もいません。だから人間はずいぶん昔から履物をはいてきたような印象があります。しかしみんなが履物をはくようになってから現代まで、驚くほど年月がたっていないのです。江戸時代の絵を見ると、行商人がはだしで街中を売り歩いているのを見かけます。わらじも草履もはかずにはだしで歩いていたのです。江戸時代でははだしで歩くことは普通だったのです。明治34年（1901年）に「跣足（せんそく）禁止令」が出ました。跣足は「はだし」のことです。「ペスト予防の爲、東京市内に於ては住屋内を除く外、跣足にて歩行するを禁ず。本令に違背したる者は刑法第四百⑴廿六条第四号により、拘留又は科料に処す。」という内容です。東京は日本の首都です。その東京で、1901年に、はだし禁止令を出さなければならないほど多くの人が、はだしで歩いていたのです。東京でこれですから、地方ではもっと多くの人がはだしで歩いていたと思われます。

注⑴廿：二十

ヨーロッパでさえ、はだしの人がいなくなってから年月がたっていません。二百年未満です。伝説の靴職人フェラガモは9歳から靴を作り始めました。その自伝に次のような記述があります。「10歳になったばかりの少年の私が、週給半リラの一人前の靴職人として認められたのだから、私は不愉快でなかった。私は両親や弟や妹に靴を作ってやったが、私自身はずいぶん長い間裸足のままだった。」フェラガモは1898年生まれです。フェラガモが10歳の時は1908年です。1908年に靴職人のフェラガモは、はだしでいたのです。靴職人が靴をはいていなかったのです。ヨーロッパでさえ、

100年ほど前でさえ、はだしで過す人がいたのです。

みんなが靴をはくようになったのは。数千年の人間の文明の歴史から見ると、ほんの最近のことなのです。

20 足に合う靴を見つけるのは非常に難しい

足に合わない靴をはくから外反母趾になるのだと言います。確かにその通りです。しかし足に合う靴を買い、足に合う靴をはくのは、非常に難しいのです。

私たちが靴を買う時どうしますか。靴屋さんへ行って買います。デザインやサイズや色や材質や価格を見て、これがいいと思うものをはいてみます。また店員さんとも相談します。店員さんが勧める靴もはいてみます。そして自分の足に合っており、デザインや色も気に入り、材質にも満足し、値段が手頃な靴を購入します。靴の専門家西村泰記氏は言います。「多くの靴売り場にいる販売担当者は、勉強不足な人が圧倒的に多く、頼りになる人が極めて少ないのです。これは靴売り場の担当者の履いている靴を観察するとよくわかります。足に合っていない靴を履いている人がとても多いのです。」

西村泰紀氏によると、靴売り場でお客に合った靴を勧める店員さんが、合った靴をはいていないのです。自分が合わない靴をはいているのですから、その店員さんは合った靴がどんなものであるのか、まったく分かっていません。合う靴がどういう靴であるかまったくわかっていない店員さんと相談して靴を買う、これでは自分の足に合う靴を買えるはずがありません。

みなさんは、足のサイズを聞かれた時どう答えますか。23センチとか、25センチとか答えます。これは足の足長と言われるものです。かかとから一番長い足指の先までの長さです。足長だけでは足に合う靴は選べません。靴の幅が自分の足の幅より大きければ、歩くたびに足が靴の中で前に移動してしまうからです。足の幅は親指の根元の出っ張った所（第1中足指節関節）と小指の根元の出っ張った所（第5中足指節関節）を結んだ線上の足の周囲の長さで測ります。これを足囲と言います。たいていの人は自分の足の足囲を知らないのです。足囲を考えずに靴を選んでしまいます。これでは足に合う靴を選べるはずがないのです。

日本と欧米で足のサイズの測り方が違います。日本のＪＩＳ規格では、まっすぐに立って両足に均等に体重をかけて測ります。欧米では椅子に座って測ります。足の横アーチが弱くなると、体重をかけた時と体重をかけていない時で足囲が違ってきます。体重をかけると横アーチがつぶれ足囲が広くなります。だから日本式に立って足囲を測ると、足囲は大きくなり、欧米式に腰かけて測ると、足囲は小さくなります。歩く時の足が地面から離れている時の足囲は、腰かけた時の足囲になります。歩く時の足が地面についている時の足囲は、立った時の足囲になります。足の横アーチが弱くなった人が立った時の足囲で靴を買うと、足を地面から上げている時は靴が広すぎます。それで足は固定せず靴の中で足が前に行きます。靴先の尖っている所に足指が入り足指が圧迫されます。P.52 図14-1のようになります。これでは外反母趾になります。足指が圧迫されるから、足が地面にある時の足指での踏み込みが十分にできません。それで歩きにくいです。足指の踏み込みが十分にできないから、足の裏の筋肉を使わず、足の裏の筋肉が弱くなります。それで足の横アーチがさらに弱くなります。横アーチがなくなると外反母趾になりやすいです。足囲はきつめの靴のほうがよいのです。立って測った足囲と椅子に座って測った足囲が違う時、椅子に座って測った足囲で靴を買うべきです。欧米式の測り方がよいのです。

日本にはＪＩＳ規格がありこれが

表20-1

足長	足囲									
	A	B	C	D	E	EE	EEE	EEEE	F	G
200	189	195	201	207	213	219	225	231	237	243
205	192	198	204	210	216	222	228	234	240	246
210	195	201	207	213	219	225	231	237	243	249
215	198	204	210	216	222	228	234	240	246	252
220	201	207	213	219	225	231	237	243	249	255
225	204	210	216	222	228	234	240	246	252	258
230	207	213	219	225	231	237	243	249	255	261
235	210	216	222	228	234	240	246	252	258	264
240	213	219	225	231	237	243	249	255	261	267
245	216	222	228	234	240	246	252	258	264	270
250	219	225	231	237	243	249	255	261	267	273
255	222	228	234	240	246	252	258	264	270	276
260	225	231	237	243	249	255	261	267	273	279
265	228	234	240	246	252	258	264	270	276	282
270	231	237	243	249	255	261	267	273	279	285
275	234	240	246	252	258	264	270	276	282	288
280	237	243	249	255	261	267	273	279	285	291
285	240	246	252	258	264	270	276	282	288	294
290	243	249	255	261	267	273	279	285	291	297
295	246	252	258	264	270	276	282	288	294	300
300	249	255	261	267	273	279	285	291	297	303

[mm]

靴のサイズ　男性用（12才以上の男性）

足の標準規格です。ＪＩＳ規格は表20-1、表20-2のようになっています。表20-1が男性用で、表20-2が女性用です。男性用は足囲をA、B、C、D、E、EE、EEE、EEEE、F、Gに分け、足長を200ミリから300ミリの間を5ミリごとに分けてつくってあります。女性用は足囲をA、B、C、D、E、EE、EEE、EEEE、Fに分け、足長を195ミリから270ミリの間を5ミリごとにに分けてつくってあります。これに準拠してサイズを表示するメーカーが多いです。しかしこれは強制ではありませんから、これに準拠しないメーカーもあります。靴のサイズをS、M、Lと表示することがあります。何センチまでをSとし、何センチまでをMとするのか、統一された標準規格はあり

表20-2

足長	足囲								
	A	B	C	D	E	EE	EEE	EEEE	F
195	183	189	195	201	207	213	219	225	231
200	186	192	198	204	210	216	222	228	234
205	189	195	201	207	213	219	225	231	237
210	192	198	204	210	216	222	228	234	240
215	195	201	207	213	219	225	231	237	243
220	198	204	210	216	222	228	234	240	246
225	201	207	213	219	225	231	237	243	249
230	204	210	216	222	228	234	240	246	252
235	207	213	219	225	231	237	243	249	255
240	210	216	222	228	234	240	246	252	258
245	213	219	225	231	237	243	249	255	261
250	216	222	228	234	240	246	252	258	264
255	219	225	231	237	243	249	255	261	267
260	222	228	234	240	246	252	258	264	270
265	225	231	237	243	249	255	261	267	273
270	228	234	240	246	252	258	264	270	276

[mm]

靴のサイズ　女性用（12才以上の女性）

ません。メーカーによって違います。
　梶山寿子氏は、足囲が小さいために合う靴がなかなか見つからず、あちこちで捜しました。そしてＪＩＳ規格のサイズであっても、かなりいい加減であることを発見しました。次のように書いています。
「比較的細いはずのワイズ「Ｃ」であっても、結構太めであったり、逆にワイズ「ＥＥ」と表記されていても、「Ｄ」くらいの細さだったり・・・。メーカーやブランドによってサイズがほんとうにバラバラなのです。」（注）
注：梶山寿子『健康長寿は靴で決まる』p.194
　靴は先が細くなっています。この細くなった所に足指が入りこむと足指を強く圧迫してしまいます。P.52 図14-1のようになります。それで靴先に足指が行かないのが、靴の正しいはき方です。靴の先は足指が行かない捨て寸なのです（図20-3）。靴の足長を表示する時に、この捨て寸を含まずに足の足長で表示する方法と、捨て寸を含んで表示する方法があります。足のサイズで表示するのが木型サイズです。靴型サイズとも言います。捨て寸を含んで表示するのが足入れサイズです。木型サイズが例えば23センチとします。足長が23センチの人が木型サイズ23センチの靴

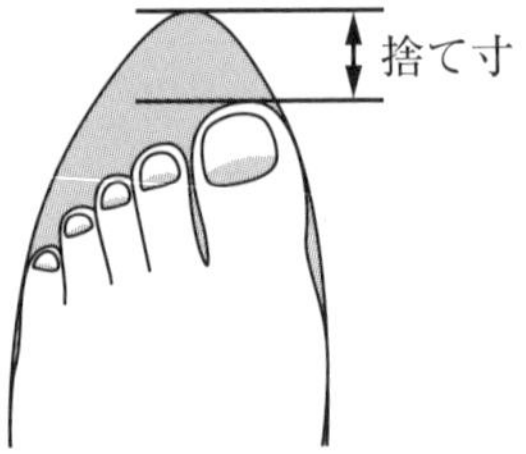

図 20-3

をはけば、捨て寸がありませんからきついと思います。それで木型サイズ24センチの靴をはくことになります。しかし足長23センチの人が足入れサイズ23センチの靴をはけば、すでに捨て寸を取ってあり、足長が23センチの人がはけるようにしてありますから、足入れサイズ23センチで合います。問題はこの二種類の表示が混在していることです。スポーツシューズは木型サイズが多く、パンプスは足入れサイズが多いです。ずっと24センチのスポーツシューズをはいてきた人は、自分の靴のサイズは24センチだと思います。それでパンプスも24センチのサイズを買います。木型サイズのスポーツシューズで24センチの靴をはいていたということは、この人の足長は23センチです。足長が23センチなのに、足入れサイズ24センチのパンプスをはけばこれは大きすぎます。パンプスは23センチのサイズを買わなければならないのです。

人間の足は多種多様です。足の形は人によって違い個人差が大きいです。一足何十万円もする高級なオーダーメイドの靴をつくろうとすると、片方で50ヶ所も足を測定すると言います。そんなに人間の足は多様なのに、日本のJIS規格は足長と足囲だけで靴のサイズを決めています。足長と足囲は足のサイズの一部に過ぎないのです。足長と足囲だけで靴を選んで足に合う靴が見つかるでしょうか。

同じ人の足のサイズであっても、日により、時により変わるのです。冬より夏が足のサイズは大きくなります。朝より夜のほうが大きくなります。女性は月経前は足のサイズが大きくなります。

左右で足のサイズが違う人がいます。左右で足のサイズが違うからと言って片方だけの靴を売ってくれる店はありません。

みなさん、P.76表20-1、P.77表20-2の日本のＪＩＳ規格の靴のサイズを見てください。男性の足長が200から300の21サイズ、足囲がＡからＧまでの10サイズあります。すべてで21×10＝210　210サイズあります。女性の足長が195から270までの16サイズ、足囲がＡからＦまでの9サイズあります。すべてで16×9＝144　144サイズあります。一つのデザイン一つの色で男性は210サイズ、女性は144サイズあるのです。これを皆お店にそろえることができますか。お店ですからいろんなデザイン、いろんな色の靴を置きたいです。それが一つの種類だけでこんなにもたくさんのサイズがあるのです。たくさんの種類の靴を店に置くためには、サイズをしぼらなければなりません。２００８年のＪＬＩＡ（Japan Leather and leather goods Industries Association　一般社団法人皮革連合）の調査によれば、女性は足長が22～24センチ、足囲がＤ、Ｅ、ＥＥで約70％の人のサイズになるとしています。足長が5サイズで足囲が3サイズですから、５×３＝15で一種類で15サイズ置けばよいのです。これでも多いですが、144サイズよりはるかにましです。

みなさんが靴を売るなら足囲がＡやＦの靴を置きますか。こういうサイズの靴を置いても買う人は少ないです。Ｄ、Ｅ、ＥＥのサイズの靴がずっとよく売れます。それならＤ、Ｅ、ＥＥのサイズの靴を置くでしょう。これは万人が考えることです。するとどうなりますか。どこの店にもＡ、Ｆの靴はないことになります。ＡやＦのサイズの人は、どこへ行っても自分に合う靴が見つからないことになります。女性は約70％が足長が22〜24センチ、足囲がD、E、EEというだけです。約30％の人はこのサイズ外なのです。お店がみな売れ筋のサイズのみを置けば、約30％の人は自分の足に合う靴がどの店にもありません。

靴はゆったりしているほうが足によいと思っている人が少なくありません。確かに足指の所は、左右上下に十分に動くことができるように、十分のスペースがなくてはなりません。しかし親指の根元の出っ張っている所（第1中足指節関節）と小指の根元の出っ張っている所（第5中足指節関節）の周囲は、実際の足より男性で9〜11ミリ、女性で12ミリ程度小さくつくってあります。ここでしぼっているから足が靴の中で前に行きにくく、足指を圧迫することが少なくなり、足指が動きやすくなるのです。ところがここをきつく感じ、足に合っていないと思い、もっと足囲の大きいものを買う人がいます。それでは足が靴の中で前に行きやすく、足指を圧迫し、外反母趾、開帳足の原因になります。足の甲と靴の間も、すき間があって指1本入るようであれば大きすぎる靴です。ここにすき間があっても足が靴先に行きやすくなります。

靴は足長が合っていても、足囲が小さすぎるとはくことができません。はくことができない靴は誰も買いません。ところが足囲が大きすぎてもはくことはできます。もっと足囲の小さいものがいいと思っても、それがなければ、他店を捜すのを面倒と考えれば、足囲の大きな靴を買うことになります。またたいていの人は足囲を考えず、足長だけで靴を買います。足囲は、はくことができるぐらい大きければあまり文句を言いません。さらにゆったりした靴が足によいように思っている人も多いです。このようなことのため、足囲の大きい靴がよく売れます。足囲の小さい靴を置いても売れ残る確率が高いのです。その結果、店にある靴はどこに行っても足囲の大きい靴ばかりになり、自分の足囲より大きい靴を買わざるを得なくなります。

かかとは靴にぴったり合っていなければなりません。ところが日本のＪＩＳ規格ではかかとのサイズは入れていません。メーカーもいろんなかかとのサイズの靴はつくりません。標準的なかかとの靴しかつくりません。それでかかとが人よりかなり大きかったり、人よりかなり小さかったりする人は、かかとが合う靴がありません。かかとは専門家が中敷きを入れても、足にきちんと合わせることは難しいです。

靴の専門家の間でも、合う靴の見解の相違が見られます。西脇剛史氏は、かかとのすき間に指一本入る程度の余裕のある靴がよいとします。一方西村泰紀氏は「靴をはいてつま先立ちしてかかとが抜けないかどうかチェックする、サイズが合っておればかかとが抜けることはありません」と言います。かかとに指が一本入る程度のすき間があれば、つま先立ちした時かかとが抜けるでしょう。

21 靴の選び方

靴の専門家の西村泰紀氏などの言うことを参考にして、足に合う靴の選び方を述べます。

一　必ず自分の足の足囲も測り、自分の足の足囲を知り、足囲に合った靴を選ぶようにします。足囲は椅子に腰をかけた状態で測ります。立って測ると足囲がかなり大きくなることがあるためです。また左右とも測ります。左右差があることがあるためです。

二　足が標準サイズに外れるサイズの人は、自分の足に合う靴を見つけるのに苦労するでしょう。しかし多くの店が標準サイズの靴ばかり売るようになれば、標準サイズに外れる靴の供給が極端に少なくなります。標準サイズに外れる靴の需要が非常に大きくなります。だから標準サイズに外れる靴を売っても商売は成立するはずです。こまめに捜し、自分の足のサイズの靴を売っている店を捜し出し、そこで買うようにします。

三　靴選びは健康に直結します。靴の購入はコートやバックを買うのでなく、健康機器や薬を買うつもりで買ってください。

四　靴はデザインよりも、価格よりも、自分の足に合うことを最優先して買ってください。

五　靴は靴ひものあるものを買ってください。靴ひもをくくれば少しサイズが合わなくても足は靴の中で固定されるからです。マジックテープでとめる靴もありますがよくありません。足がきちんと固定されないからです。

六　試着せずに靴のサイズの表示だけを見て買うことはやめてください。靴のサイズの表示はかなりいい加減です。必ず両足をはいて、靴ひもを締めて、歩いてみて、自分の足に合うことを確認して買ってください。

七　大きすぎる靴を選ぶ人が多いです。足指以外の所はきつすぎると思うほどの靴を買ってください。

八　靴をはいてつま先立ちをして、靴のかかとが抜けるなら大きすぎます。靴のかかとが抜けない靴を買ってください。

九　靴をはいてつま先立ちをして横にパカッと広がったり（これが靴が笑うと言

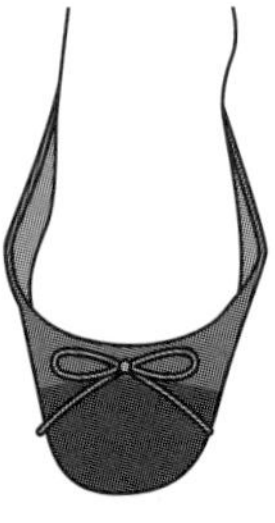

図 21-1

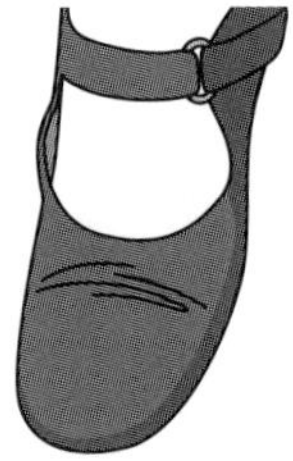

図 21-2

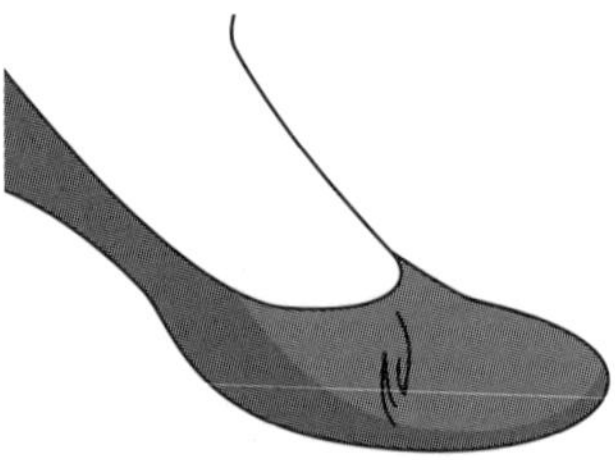

図 21-3

西村泰紀
『その靴、痛くないですか？』
P129 を参考にして作成

います）（図21-1）、変なシワができていないか（図21-2、図21-3）を見ます。足指の曲がる所と靴の曲がる所が一致していないと、つま先立ちで横に広がったり、シワができたりします。足指の曲がる所と靴の曲がる所が合わないと歩くときに違和感が出ます。

十　足の甲と靴の間に指を入れてみます。指1本が入るようであれば大きすぎます。

十一　靴を裏から見て、靴の一番長い所が自分の足指の一番先にある所と合っているかを見ます。親指が一番先にある人は、親指の所が一番長くなっている靴はまずないでしょうから、できるだけ親指側が長くなっている靴を選びます。

22 草履、雪駄、下駄のメリット

今はほとんどはく人がいない草履、雪駄、下駄ですが、大きなメリットがあります。次に列挙します。

一　はだしほどではありませんが、足指が自由に動きます。草履、雪駄、下駄は足指を靴のようにおおわないからです。足指が自由に動くことは、人間に非常に大きなメリットがあります。足指が自由に動けば健康になり、足指が動かなければ不健康になります。

二　サイズの選択がかなりいい加減でも、靴のような大きなトラブルになりません。サイズが少し合わなくても、靴のように足指を圧迫することがないからです。靴はサイズがぴしっと合う靴を捜し回らなければなりませんが、草履、雪駄、下駄はその必要がありません。日本人が大きい靴をはいて平気でいるのは、長年はいて来た草履、雪駄、下駄と靴を同じように思っているからです。草履、雪駄、下駄を選ぶような感覚で靴を選べば、大きな健康障害をもたらします。

三　草履、雪駄、下駄は足をおおっていませんから、足が乾燥し、雑菌、白癬菌の繁殖を防ぎます。それで足がくさくならず、水虫の予防にもなります。

四　草履、雪駄、下駄ははくのが容易です。靴のようにいちいち靴ひもをきちんと締める必要がありません。日本は屋内では履物をぬぎますから、履物は頻回にぬいだりはいたりします。はくのが容易であるのは大きなメリットです。スリッポンがはやるのも、はいたりぬいだりするのが容易だからです。

23 足指を使えば体が安定する

この本の原稿を書いている頃、台湾に行く機会がありました。台湾で最大の夜市《よいち》は士林観光夜市です。これを見るにはMRTの剣潭《けんたん》駅へ行くことと、インターネットにのっていました。剣潭駅は泊まっているホテルから比較的近かったので、私はホテルから徒歩で剣潭駅に向かいました。MRTというのはmass railway transitの略で、日本の地下鉄のようなものです。ホテルを出た時はまったく雨は降っていなかったのに、やがてパラパラと雨が降り出し、剣潭駅の近くまで行った頃には大雨になりました。ようやく剣潭駅に着いたのですが、この雨では夜市の観光どころでないなと思いました。台湾はどしゃ降りでもしばらく待つとやむことがあるため、しばらく待ってみようと思いました。剣潭駅でじっと待っているのは退屈ですから、待つ時間に足指の踏ん張りの試験をしてみようと思い立ちました。この時私は雪駄をはいており、靴ははいていませんでした。MRTに乗っている時は必ず手すりや吊り輪をつかんでいるようにと掲示が出ます。MRTの揺れでころぶことがあるからです。手すりや吊り輪をつかまず、足指の踏ん張りと膝の屈伸だけでころばないでおれるか試してみようと思ったのです。

剣潭駅は淡水信義線にあります。淡水駅と象山駅を結んでいます。淡水駅から象山駅まで乗ると1

時間ほどかかります。剣潭駅はそのちょうど真中ぐらいにあります。私はMRTに乗り、剣潭駅から淡水駅に向かいました。両肩を結んだ線をMRTの進行方向にし、両足を図23-1のように60度ほど開きました。淡水駅に向かっていた時は、数回ころびそうになりました。しかしこれは足が雨でぬれていたから、摩擦力が低下していたためのようでした。足が乾いてくるところばなくなりました。淡水駅に着いてからまた象山駅に向かい、象山駅からまた剣潭駅まで帰って来ました。この間約1時間30分、私は右足を少し動かしたことが1回あっただけで、図23-1のような足のままで立ち続けました。MRTの揺れは足指の踏ん張りと膝の屈伸で吸収できました。隣にいた靴をはいている若い男性が、倒れそうになりあわてて手すりをつかんでいるのに、私は手すりも吊り輪もつかまず平気でした。足指を使えば姿勢が安定することを改めて実感しました。しかし雨のほうは一向にやまず、観光をあきらめて大雨の中ホテルまで帰るはめになりました。

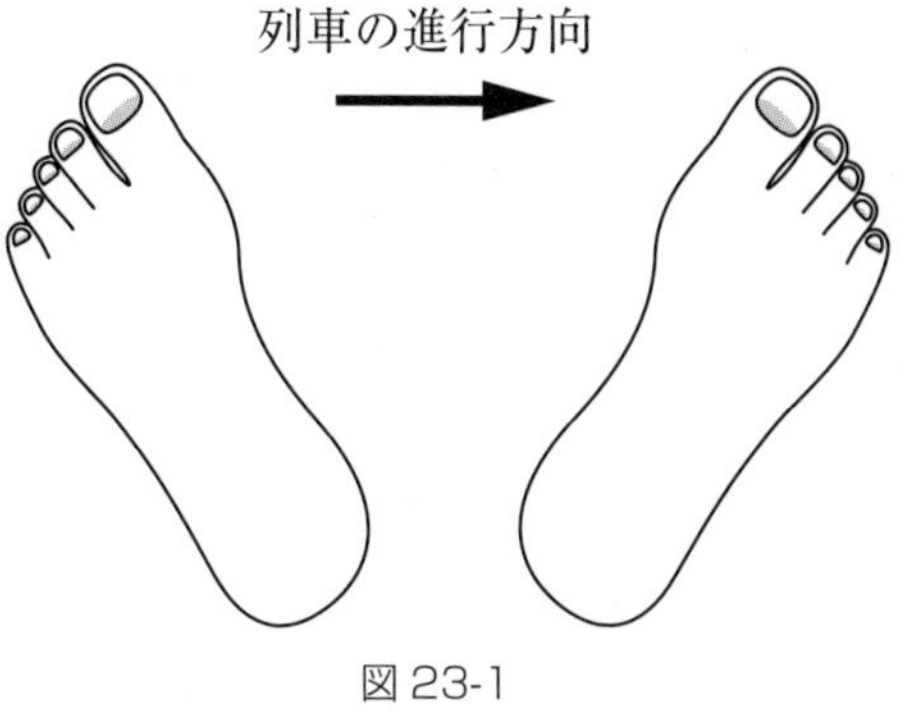

図 23-1

24 自然な歩き方

正しい歩き方をしましょうと言って、どういうのが正しい歩き方なのかを説明しているサイトがあります。人間は本来歩く動物です。ほっておいても正しい歩き方をします。正しい歩き方を教えなくても、正しい歩き方を練習しなくても、正しい歩き方をします。現代は正しい歩き方を教えなければならないほど、正しい歩き方をしていないということでしょうか。

現代日本人は体重を後ろにかけて少しのけぞった形で歩いていると言う人もいます。重心を後ろにかけると、足指に力を入れずかかとでバタバタする歩き方になります。現代日本人は不自然な歩き方をしていると言う人が多いのです。

人が不自然な歩き方をするのは靴をはいているからです。足に合わない靴をはいている、スリッパをはいている、スリッポンをはいている、足に合った靴でもはき方を間違えている、これらのために足指が履物の前に行き、足指が十分に動くことができなくなります。だから不自然な歩き方になるのです。不自然な歩き方をするのは、間違ったものを履いている証拠、間違ったものを履いてきた証拠です。

間違った履物をはいて長い間歩いてきても、まだ足指の変形が来ておらず、膝腰も痛めていなければば、履物を正しいものにすれば自然な歩き方にもどります。しかしすでに足指が外反母趾のような変形をしてしまっていると、履物を正しいものになおしただけでは自然な歩行にもどりません。自然な歩き方にもどる一番よい方法は、はだしで歩くことです。はだしで歩いておれば、足指に変形がなく、膝腰をまだ傷めていない限り、自然な歩行、正しい歩行になります。

部屋の中ではスリッパをはく人が多いです。スリッパをはけば自然な歩行はできません。スリッパはかかとを固定するものがありません。歩行のたびに足指はスリッパの中で前に移動し、スリッパに接し、スリッパに圧迫されます。スリッパに圧迫されるから、足指での踏み込みができません。それで足指に力を入れず、かかとで歩く歩き方になります。スリッパをはいて歩けば不自然な歩き方になるのです。これが癖になると外で歩く時も同じような歩き方をします。かかとで歩く歩き方になると、首をななめにして、頭を前にし、猫背になり、腰を曲げる姿勢になることは、「6　足指が浮いてくると猫背になる」で説明しました。

はだしで歩くことの弱点は、足の裏に怪我をすることがあることです。部屋の中に足の裏に怪我をするようなものを置いてありますか？部屋の中に危ないものは置きません。それならはだしで歩くべきです。まれに知らずに押しピンなどが落ちていることはありますが、こういうことはまれです。

部屋が畳なら誰もスリッパははきません。しかし部屋が床ならスリッパをはく人が多いです。スリッパをはかないと冬に冷たいですし、また足の裏が黒くなるということも嫌がっているのでしょう。足の裏が冷たいならくつ下をはけばいいのです。くつ下は足指が動きやすい五本指くつ下のほうがよいです。それでもまだ冷たいと言うなら、くつ下を二枚はけばいいのです。くつ下がよごれると言うならくつ下をまめに洗濯すればいいのです。昔の人は皆手洗いで洗濯していたのです。洗濯機で洗う現代に、洗濯するくつ下の数が少し増えても問題ありません。足の裏が黒くなると言うなら、寝る前にいつも足を洗えばいいのです。毎日足を洗う癖がつけば、白癬菌がついても角質に侵入しにくくなります。水虫の予防にもなります。

足底に怪我をする恐れがほとんどない室内は、自然な正しい歩き方を回復するよい場所です。はだしで歩くことができるからです。このせっかくのチャンスをスリッパをはいてつぶしてしまうのは、もったいないことです。

25 水虫

白癬菌が水虫を引き起こします。4人に1人は足の水虫で、60歳以上の4割は爪の水虫ですから、白癬菌はどこにでもいると思わなければなりません。白癬菌が少し足についただけでは水虫になりません。白癬菌が足で異常増殖してはじめて水虫になります。ではどうして白癬菌が異常増殖するのでしょうか。白癬菌が増殖しやすい環境だったからです。白癬菌の好む湿気と熱があったのです。靴をはいていると、10分から20分で湿度は100％近くになります。温度は30度以上になります。靴の中は白癬菌が増殖しやすい環境なのです。また足に白癬菌と競合する細菌が少なかったことも、影響していると思われます。はだしで歩き回っておれば、足の裏にいろんな細菌がつきます。そうすると白癬菌は競合する細菌が多いから、そう簡単に異常増殖しません。現代人は靴下をはき、さらに靴をはいています。これでは土の上を歩いても土の細菌はほとんど足の裏につきません。細菌の少ない足についた白癬菌は異常増殖しやすいです。競合する相手が少ないからです。

靴をはいていると足指を広げることができません。それで足指と足指の間に湿気がたまります。湿気がたまれば白癬菌が増殖しやすくなります。足指と足指の間が水虫になることが多いのはこのためです。はだしでおれば、人間の足指は人間の手指と同じくじっとしていません。しょっちゅう足指を広げたり閉じたりします。それで足指と足指の間が乾燥し白癬菌の増殖を防ぎます。

日本は長い間草履、雪駄、下駄をはいてきました。ところが西洋の進化したいろんな器物、強い軍隊を見せつけられ、どんどん西洋のやり方をまねるようになりました。体の生理をよく考えることなく、ただ西洋のしていることをまねたのです。その結果、現代では草履、雪駄、下駄をはく人はほとんどおらず、ほとんどの人は靴をはくようになりました。最初に西洋の靴をはいた日本人は坂本竜馬と言われています。ところが最初に水虫になった人も坂本竜馬と言われています。日本人は長い間靴をはきませんでした。日本人がなぜ長い間靴をはかなかったのか、それには気候的、生理的な理由があるのです。坂本竜馬の政治思想は優れたものなのでしょうが、医学的知識は乏しかったと言わざるを得ません。坂本竜馬の頃、日本人は水虫という病気を知らなかったのです。ところが現代は4人に1人、2500万人の人が足の水虫です。靴が水虫を異常増殖させたのでなければ、何が水虫を異常増殖させたと言うのでしょうか。

どんな病原菌でもそうですが、病原菌がついただけではその病原菌が引き起こす病気になりません。その病原菌が異常増殖してはじめてその病気になります。インフルエンザがはやった時、クラスの多くの生徒がインフルエンザになり学級閉鎖になることがあります。ところが学級閉鎖になったクラスの全員がインフルエンザになったかというとそうでありません。同じクラスなのにインフルエンザになっていない生徒がかなりいます。同じクラスだからインフルエンザにかからなかった生徒たちにも、インフルエンザウイルスは入っています。ところがその生徒たちはインフルエンザウイルスが入って来ても、インフルエンザウイルスが増殖しなかったのです。それでインフルエンザにかからなかったのです。だから病気にならないためには、病原菌を体につけないようにすることよりも、病原菌が体で異常増殖しないようにすることが大事なのです。

手の病原菌を殺すために手を消毒する人がいます。私は手の消毒による病気予防に疑問を持っています。逆に手の消毒が病原菌を増殖させています。手には無数の細菌がついています。無数の細菌がいる所に病原菌がついても、多くの細菌と生存競争をして打ち負かさなければ異常増殖できません。それで少し手に病原菌がついても、他に無数の細菌がおれば病原菌は容易に異常増殖できません。だから病原菌が手についても病気にならないのです。ところが手を消毒すると、少しの病原菌も死ぬでしょうが、他の多くの細菌も死にます。手に細菌が少ない状態になります。その状態でまた手に病原菌がつけば、競合する細菌が少ないですから、その病原菌が異常増殖する可能性が高くなります。病原菌が異常増殖すれば病気となります。

畳ははだしで歩いても足の裏が黒くなりません。しかし畳の上の細菌は十分に足についてくれます。しかも畳は床よりも冬に暖かいです。畳は日本人の知恵が生み出した傑作です。ところが近年畳の部屋がある家はどんどん減っています。私はアパートを捜す時に、新しいアパートならほとんど畳の部屋がないことに気づきました。私はベッドが嫌いでふとんに寝るのが好きです。床の上にふとんをしくのは冬に寒いですから、いつも畳の部屋があるアパートを探します。しかしかなり以前に建てたものでないと、畳の部屋があるアパートはないのです。業者が畳の部屋を貸す時、畳の表替えをして貸すのが一般的です。床より費用がかかるから業者も好まないのでしょう。またアパートの入居者も、床の部屋を望むようになっています。畳の部屋がなくなっていくなら、水虫はますます増えることでしょう。

水虫の原因菌は白癬菌です。白癬菌はありふれた菌です。しかし白癬菌の感染力は弱いです。白癬菌が少しついたぐらいで通常は水虫になりません。ところが靴の中の高温と湿度は特に白癬菌が好む環境です。それで白癬菌が異常増殖し水虫となります。水虫は確かに白癬菌が起こしたものですが、白癬菌を異常増殖させたものは靴なのです。

孟子告子上に次のような一文があります。

孟子曰く、王の不智を或《あや》しむこと無かれ、天下に生まれ易き物有りと雖も一日之を暴《あた》ため、十日之を寒《ひや》せば未だ能く生ずるもの有らざるなり、吾見《まみ》えること亦罕《ただまれ》なり、吾退きて之を寒《ひや》す者到る、吾萌《きざ》すことあるも如何《いかん》せん、

孟子は次のように言う。王が知ることがないのは不思議でない。生まれ易い物があっても一日温め、十日冷やすなら生まれることはない。私が王に会うのはまれだ。私が退くと王を冷やす者が来る。これでは私が萌《きざ》したこともなくなってしまう。

みなさんは一日に何時間仕事をしますか。公には労働時間は一日8時間になっていますが、たいていの人はもっと仕事をしています。仕事が終わっても同僚とのつき合い、上司のお供、得意先の接待があります。勤めている人ならこの間ずっと靴をはいています。草履、下駄で仕事に行くという人はいません。休日にはどうしますか。家族サービスで出かけたり、得意先とのつき合いで出かけたりしています。この時も靴をはいています。家でくつろいでいる時はどうしますか。畳なら寒くなければはだしでいるでしょう。最近は床が多いですからスリッパをはいています。足指が自由に動くことができる時間は眠っている間くらいでしょう。靴の中は白癬菌の増殖に最適な環境です。長い間白癬菌の増殖に最適な環境にいると、少しぐらい白癬菌に苦手な環境にしても、その増殖を抑えることはできないのです。王が小人《しょうじん》と接する時間がずっと長ければ、孟子の能力をもってしても王を動かすことができないのと同じです。

マムシはかまれると人間が死ぬこともある恐ろしい毒蛇です。しかしネコ、イタチ、タヌキ、キツネ、タカとたくさん天敵がいますから、そう異常増殖しません。だからたいていの人は一生の間に一度もマムシにかまれることなく一生を終えます。ところがある邪悪な人がマムシを異常繁殖させる技術を確立し、マムシを異常繁殖させたとします。それがためにマムシが人の少ない所ばかりか、町中にもたくさん出現するようになりました。それで多くの人がマムシにかまれ死亡する人が急増しました。みなさんは多くの人がマムシにかまれて亡くなった原因を何だと思いますか。マムシにかまれて死んだのだから、確かにマムシが直接原因です。しかし通常ならマムシはこんなに異常繁殖しません。マムシを異常繁殖させたこと、これが多くの人がマムシにかまれて亡くなった原因とすべきでしょう。

日本人の25％が水虫であり、65歳以上の60％が水虫なのですから、日常生活で白癬菌はどこにでもおります。いたる所で白癬菌を拾ってきます。白癬菌がついていても異常増殖しなければ水虫になりません。なぜ白癬菌が異常増殖したのでしょうか。それは靴をはいているからです。靴の中の湿気とあたたかさが白癬菌の増殖に最適だからです。水虫を引き起こしたのは確かに白癬菌です。しかし一番悪いのは白癬菌でありません。白癬菌を増殖させた靴です。「水虫の原因は白癬菌である」と言うのでなくて、「水虫の原因は靴である」と言うのが正しい言い方です。水虫の主犯は靴だからです。

水虫を治療するには抗白癬菌剤を使います。抗白癬菌剤をぬると水虫は確かによくなります。水虫のじくじくしたのがなくなってきます。しかし白癬菌は症状が出ている所だけにいるのでありません。症状が出ていない他の所にもいます。この白癬菌は残ります。靴をはいていると、この残った白癬菌が異常繁殖しまた水虫となります。白癬菌を異常増殖させる靴をやめない限り、治ったように見えてもまた再発してくるのです。

ここに窃盗団がいるとします。首謀者である一人のボスが窃盗の計画を立て、人を雇い窃盗を働いています。警察はその窃盗団の下部組織の人をたくさんつかまえました。ところがなぜかそのボスをつかまえようとしません。ボスは自分の手下がつかまると、また別の人を雇い窃盗を働きます。だから警察がいくらその手下をつかまえても、その窃盗団による窃盗はなくなりません。そのボスをつかまえれば、窃盗を計画し窃盗のために人を雇う者がいなくなりますから、その窃盗団による窃盗はなくなります。主犯であるそのボスをつかまえなければならないのです。いくらたくさん手下をつかまえてもその窃盗団による窃盗はなくなりません。

水虫の主犯でありボスであるのは靴です。白癬菌でありません。水虫の薬はすべて白癬菌をやっつける薬です。白癬菌は靴の手下に過ぎません。いくら手下をつかまえても主犯がいる限り水虫はなくならないのです。水虫をなくすには、主犯である靴をつかまえなければなりません。

水虫になると、白癬菌を殺す薬を塗ったり飲んだりします。白癬菌はかびの一種です。かびのことを医学用語で真菌と言います。だから白癬菌を殺す薬を抗真菌薬と言います。白癬菌を殺す薬を塗って白癬菌は死んだのだけれど、人間の皮膚も大きく損傷されてしまったのでは痛くてたまりません。だから薬は白癬菌には害があるのだけど、人間には害のないものでなければなりません。白癬菌だけに害があり、人間に害のない薬をつくるにはどうしたらよいでしょうか。人間にはないけれど、白癬菌にはあるものを害する薬をつくれば、白癬菌は害するけれど、人間にはもともとそういう物質がないから害が少ないだろうと考えられます。白癬菌の細胞膜を構成する成分に、エルゴステロールがあります。このエルゴステロールは人間にはありません。人間の細胞膜を構成するのはコレステロールです。それでこのエルゴステロールをつくる過程を阻害してエルゴステロールができないようにする薬がつくられました。これがアゾール系抗真菌薬と言われる白癬菌を殺す薬です。細胞膜の構成物質であるエルゴステロールができないから白癬菌は死滅するのです。

抗真菌薬を塗り続ければ白癬菌は死滅します。しかし足の角質が入れ替わるには1ヶ月から2ヶ月かかりますから、表面的に治ったように見えても、少なくとも1～2ヶ月は塗り続けなければなりません。これで足についている白癬菌は死滅します。

ところがここに大きな見落としがあります。薬は真面目に塗り続けているのに、今まではいてきた靴をそのままはいている人が多いのです。足には角質と言われるものがあります。角質は新陳代謝し古くなるとはがれ落ちます。これを落屑《らくせつ》と言います。脱落する角質を鱗屑《りんせつ》と言います。鱗屑は靴下についたり、靴下の布目を通りこして靴についたり、家の中の床についたりします。水虫の人の鱗屑には白癬菌がいます。だから水虫の人がはいている靴にはかなりの白癬菌がいるのです。靴をはいていると、靴の中は温度が30度、湿度がほとんど100％になります。さらに靴の中は日光がさえぎられます。白癬菌が増殖しやすい高温多湿であり、しかも白癬菌の苦手な日光がとどかない、こんなに白癬菌の増殖に適した環境はありません。靴の中に少しの白癬菌が残っているだけでも、じきに異常増殖します。

水虫の人が同じ靴をはき続けていると、靴をはくたびに白癬菌がつきます。毎日こまめに足に抗真菌薬を塗り続けても、靴の滅菌をやらないなら、靴をはくたびに白癬菌が足につきます。薬を塗っている間は足の白癬菌はその薬で死ぬでしょう。ところが薬はいつかは終了になります。薬を終了すると、靴の中で足についた白癬菌は死なないようになります。その白癬菌は靴のなかでさらに増殖します。これで水虫がまた再発します。これが水虫がしつこいと言われる所以です。足に抗真菌薬を塗り続けるだけでは駄目なのです。靴をはくのをやめないといけないのです。靴という白癬菌の増殖機を断たなければならないのです。

靴は白癬菌増殖機です。少しの白癬菌をもらってきても靴の中では異常増殖します。靴をはく人はこれを決して忘れないで下さい。

水虫をなくすには、靴をはくのをやめろと言われても、仕事でどうしても靴をはかなければならないこともあります。営業の仕事をしている人が、雪駄や草履で営業に行くわけにはいかないでしょう。そういう方は靴の滅菌をして下さい。安部茂教授によると、白癬菌は高熱に弱く、42度で死滅すると言います。靴乾燥機は44度まであたためることができますから、44度を20分ほど保つと靴の中の白癬菌は死滅します（注）。また紫外線を出す靴乾燥機も出ています。どうしても靴をはかなければならないサラリーマンの方、この方法で靴の中の白癬菌を滅菌して下さい。いくら足にこまめに抗真菌薬を塗っても、靴の白癬菌を殺すことを忘れているなら、水虫は決して治りません。

注：安部茂「「水虫になりやすい人」と「水虫になりにくい人」の差」、〈http://www.tbs.co.jp/konosa/archive/20180612.html〉　２０１８年10月22日アクセス

白癬菌が皮膚について角質に侵入して感染が成立します。白癬菌が皮膚について角質に侵入できるまで24時間かかります。皮膚についた白癬菌は手で洗うような簡単なことで落ちます。それで毎日足を洗えば、白癬菌は洗い落とされ角質に進入できません。毎日足を洗うことが、水虫の予防に有効なのです。朝起きてたいていの人は顔を洗います。これは癖になっているから、まず忘れることはありません。同様に夜寝る前に足を洗う習慣をつければいいのです。床をはだしで歩き回っていると足の裏が黒くなります。黒い足のまま寝たのでは、シーツが汚れるから女性達に怒られます。それで床をはだしで歩き回っていると、夜寝る前に否が応でも足を洗うことになります。

白癬菌はケラチナーゼを出し硬いケラチンを破壊し、利用可能な低分子にします。しかし白癬菌が少ないと、出すケラチナーゼが少ないですから、角質の中までは侵入できません。白癬菌が角質の中まで侵入できるには、増えていないと無理なのです。白癬菌が角質に侵入できるほど増殖していることも感染の条件になります。

白癬菌が皮膚についても、皮膚が乾燥しているならやがて死滅します。白癬菌が生存するためには、皮膚が湿っていることが必要なのです。

このように白癬菌の感染力は弱いのです。白癬菌がついたら皆感染するというものでありません。

足底には汗腺が多いですからどうしても汗をかきます。はだしでおれば自然にその湿気は乾燥します。ところがその足をくつ下でおおい、さらに靴でおおいます。特に靴は通気性が悪いです。そんな通気性の悪いものでおおってしまうと、足はいつまでも乾燥しません。いつまでも湿気があります。それでは白癬菌が増殖します。

湿気さえなければ、白癬菌が足についていてもじきに死滅します。手が水虫になることが少ないのはこのためです。手は足と違いおおうことが少ないです。真冬に外へ行く時に手袋をはくぐらいです。真冬で暖房していなくても、家の中では手袋ははきません。トイレに行ってたまたまハンカチを忘れていた時、手を水で洗ってそのままにしておくことがあります。それでも手はじきに乾燥します。手をおおわないから、たとえ水でぬれてもじきに乾燥するのです。

みなさん、いつも太陽が照りつけて湿気がまったくない所にカビが生えますか。湿気がなければカビは生えません。白癬菌はカビなのです。湿気がなければカビである白癬菌はいなくなるのです。白癬菌を殺すためには、白癬菌を増殖させないためには、湿気を少なくすることが非常に大事なのです。靴をはいているのは、濡れた傘をビニール袋でおおっているのと同じです。ビニール袋でぬれた傘をおおえば傘は乾燥しません。同様に足を靴でおおってしまうと足はいつも湿気があります。これでは白癬菌が増殖します。

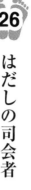

26 はだしの司会者

台湾の花蓮には、アミ族という原住民が多く住んでいます。アミ族は踊りと歌に優れています。私は花蓮に行った時に、その踊りと歌を見ました。一時間のショーの間、一人が司会をして、男女三人がいろんな踊りを見せてくれました。中には、きれいに着飾った男女の結婚の時の踊りもありました。私が奇異に感じたのは、いろいろと派手な服を着ているのに、足はいつもはだしであったことです。こういう華やかな舞台でもはだしを通すのだから、日常生活では当然はだしでしょう。司会者もずっとはだしで司会をしていました。日本で司会者がはだしで司会をしたらどうでしょうか。その有り得ない出で立ちに、多くの人がとまどうでしょう。司会者が靴をはかないなど、とんでもないと怒る人も多いでしょう。しかしものの理から考えるなら、アミ族の衣装のほうが正しいのです。台湾のような高温多湿の土地では、足ははだしでなければならないのです。足を靴でおおってしまうと、その高温、多湿が足に災いをもたらします。

日本の夏は、台湾以上に暑いことがあります。湿度も高いです。暑く湿度が高いのに、吸湿性の悪い化学繊維のくつ下をはき、さらに靴をはいています。これはものの理を考えない人間のすることです。こういう理に逆らったことをするから、水虫の患者が二千万人から二千五百万人という事態を招くのです。日本のような高温多湿の所では、靴をはいてはいけないのです。アミ族の知恵に学ばなければなりません。

27 足のにおい

足のくさいにおいに悩む人も多いです。汗がにおっているように思っている人もいますが、実際は汗のにおいでないのです。汗はエクリン汗腺から出る汗と、アポクリン汗腺から出る汗があります。アポクリン汗腺から出る汗は確かににおうのです。この汗がワキガの原因になります。しかしアポクリン汗腺は腋《わき》の下のような体の一部にしかありません。体全体にある汗腺はエクリン汗腺です。エクリン汗腺から出る汗は無臭です。におわないのです。足にある汗腺はエクリン汗腺です。だから足の汗はにおいません。ただ足底は汗腺が多いのです。エクリン汗腺は、一般的に1平方センチメートルあたり100個ほどですが、足底には1平方センチメートルあたり250個～620個あり、両足で多い時には一日に200 mLの汗をかくと言われています。ただ足底は汗腺が小さく、精神的な高ぶりさえなければ汗はわずかしか出ていないという専門家もいます(注)。この汗で増殖し、汗でふやけた角質などを分解し、イソ吉草酸という物質をつくる細菌がいます。この増殖は湿度があればさらに盛んになります。このイソ吉草酸がにおうのです。イソ吉草酸が足のにおいの原因です。

注：小川徳雄『汗の常識・非常識』p.49

イソ吉草酸をつくる細菌が増殖しないようにすれば、くさい物質がなくなりますから足のにおいが気にならなくなります。イソ吉草酸をつくる細菌は、湿気があると増殖するのですから、足を乾燥させればイソ吉草酸をつくる細菌は増殖しなくなります。

雨が降った時、お店などでビニール袋をくれる所があります。それでぬれた傘をおおっておくとしずくがあまり落ちません。店内にしずくがあまり落ちず、またしずくが商品にかかることも少なくなります。だから店の人はビニール袋をくれるのでしょう。ところがビニール袋でぬれた傘をおおっておくと傘が乾きません。いつまでも濡れたままです。傘をビニール袋でおおわないと、最初はびしょ濡れですが、いつのまにか乾いてしまいます。湿気のあるものを通気性の悪いビニールのようなものでおおってしまうと乾かないのです。足底には汗腺が多いですからどうしても汗をかきます。はだしでおれば自然にその湿気は乾燥します。ところが足を靴下でおおい、さらに靴でおおいます。特に靴は通気性が悪いです。そんな通気性の悪いものでおおってしまうと、足はいつまでも乾燥しません。いつまでも湿気があります。これではイソ吉草酸をつくる細菌が増殖します。靴をはかなければ、足が乾燥し、イソ吉草酸をつくる細菌が増殖しませんから足のにおいはなくなります。

ある病院の職員に、完全滅菌ガーゼを、朝九時の出勤時に、体のいくらかの部位にはりつけました。帰る時にそのガーゼを回収し、寒天培地に四十八時間おいた後、細菌のコロニー数を数えました。完全滅菌ガーゼをはりつけた部位は、足指の間、前足部、後足部、腹部、腰部、前腕、肩、上腕です。足は靴をはいて仕事をしています。その結果がグラフ27-1です。足に圧倒的に細菌が多いです。特に足指の間が多いです。なぜこんなに細菌が増えるのでしょうか。足は靴をはいていたからです。靴をはいているから足の湿気が乾燥しないし、さらに温度も高くなるからです。イソ吉草酸をつくる細菌も多くなり足がくさくなるのです。

はだしで歩くと足がきたなくなるから靴をはくと言います。しかし靴をはくから足にこんなに細菌が増殖するのです。靴をはかなければ足が乾燥しますからこんなに細菌は増えません。足をきれいにしようとして靴をはいて、かえって足をきたなくしているのです。

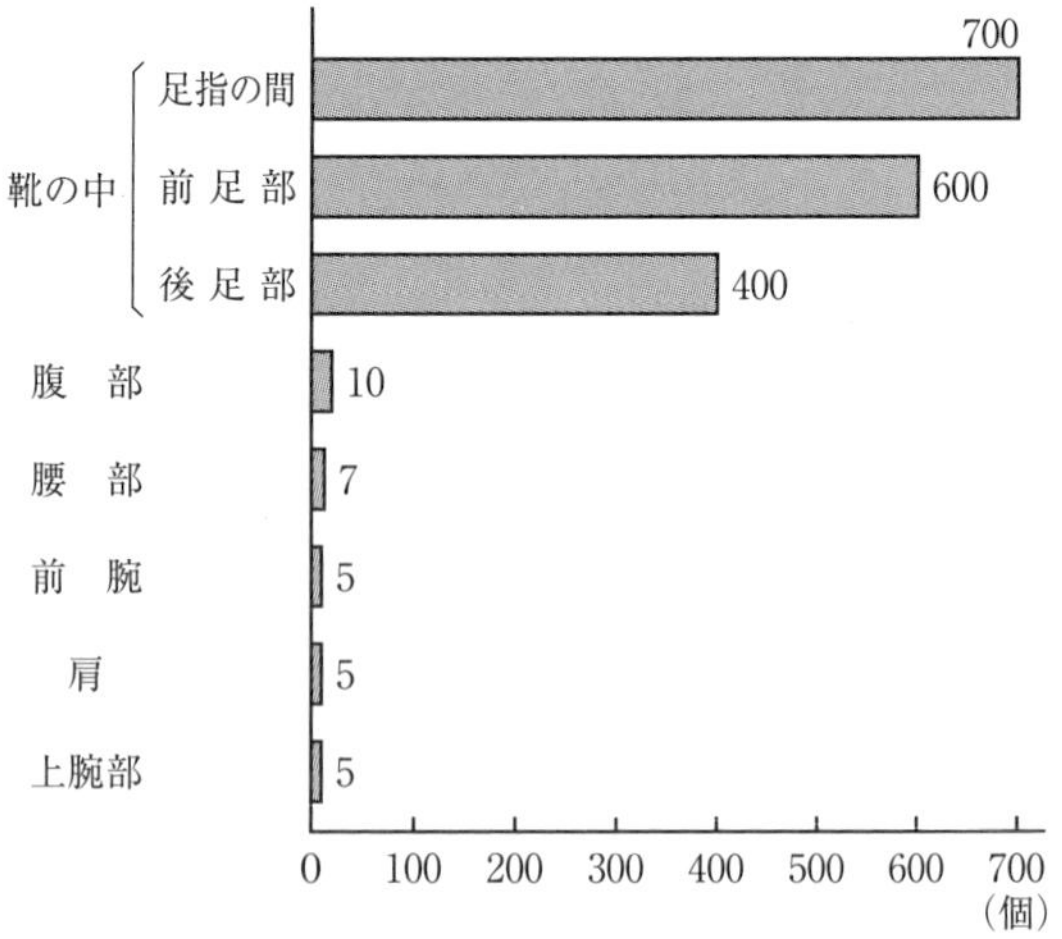

グラフ 27-1

野田雄二『足の裏からみた体』P159 より一部修正して引用

28 はだしで歩く

家の中でも外でもはだしで歩くのがベストです。これに勝るものはありません。しかし外をはだしで歩くといろいろと問題が起こります。まずガラスのようなものを踏んでしまい、足を切る恐れがあります。次に現代は到る所がアスファルトになっていますが、このアスファルトは夏になると非常に熱くなります。この熱いアスファルトの上をはだしで歩けません。小石がたくさんある所をはだしで歩くと、足の裏が痛くなります。現代は靴をはいて歩くのが常識です。そんな中で一人はだしで歩いていると、変な人と思われ、村社会の日本では非常に暮しにくくなります。それで私は外では草履、雪駄、下駄をはくことを勧めます。鼻緒を足の親指と人指し指にひっかける構造のため、靴に比べると足指はかなり動きやすいです。雪駄も草履の一種ですが、革を張りつけて草履を防水加工したものが雪駄です。厳密には、表と裏にはさまる重ね芯の枚数で草履と雪駄を分けます。重ね芯が一の三(つま先部分が一枚、かかと部分が三枚)以下のものが雪駄です。

家の中では、畳ならはだしでいるのがベストです。床の上でもはだしでもいいのですが、床だと冬はかなり冷たくなり、また足裏が汚れるためスリッパをはくのが普通です。スリッパも外から足指をおおっていますから足指が動きにくくなります。スリッパをはいて歩くと、歩き方も不自然になります。それでスリッパをはくなら布草履をはくことを勧めます。足指がスリッパに比べるとはるかに動きやすいです。畳の上でスリッパをはく人はいません。畳の上では必ずはだしでいます。勿論寒い時は靴下ははいていますが、靴下をはいてもスリッパははきません。畳は日本人の知恵がつくった傑作だと思います。畳の上では一年中靴、スリッパをはかずにおれるからです。近年新築の家から畳部屋がなくなってきています。床の上でスリッパをはいて過す生活になっています。これではますます人間の不健康はひどくなるでしょう。悲しいことです。

はだしで歩くと不潔だと人は言います。土にはたくさんの細菌がいます。土の上をはだしで歩くとそのたくさんの細菌が足の裏につきます。床の上でスリッパをはくのは、スリッパをはかないと冬に足裏が冷たいことが理由の一つですが、もう一つはスリッパをはかないと足の裏が真っ黒になることです。その真っ黒の足で畳を歩いたりベッドに寝たりすると、畳もベッドも黒くなります。こういうことは女性達が黙っていません。スリッパをはいてよごさないようにと強く言われます。足の裏が真っ黒になるということは、床の上にいるいろんな細菌も拾っているということです。多様な細菌が足の裏につけば、ある一つの菌、白癬菌などが異常増殖することがなくなります。多様な細菌がついていることは決して悪いことでないのです。

29 速く歩く

みなさんは速く歩こうとする時どうしますか。両足を速く前後に動かしますか？靴をはいているなら、足指があまり動きませんからそれしか方法はないでしょう。しかし草履や雪駄をはいているなら、もっと効果的な方法があります。足指で地面をより強く後ろに踏みつけることです。するとより強く地面から抗力を受けます。図29-1のようにC抗力を地面から受けます。このC抗力は前に働くA分力と、上に働くB分力に分けることができます。この抗力が強くなると、前に働くA分力も強くなりますからより速く歩くことができます。また足も斜め上に押されるからより速く動きます。結果的により速く足を前後に動かすことになります。単に足を前後に強く動かすだけで足指で強く踏みこまないと、A分力は強くなりません。それで足指で強く踏みこむ人ほど、速く歩くことができます。

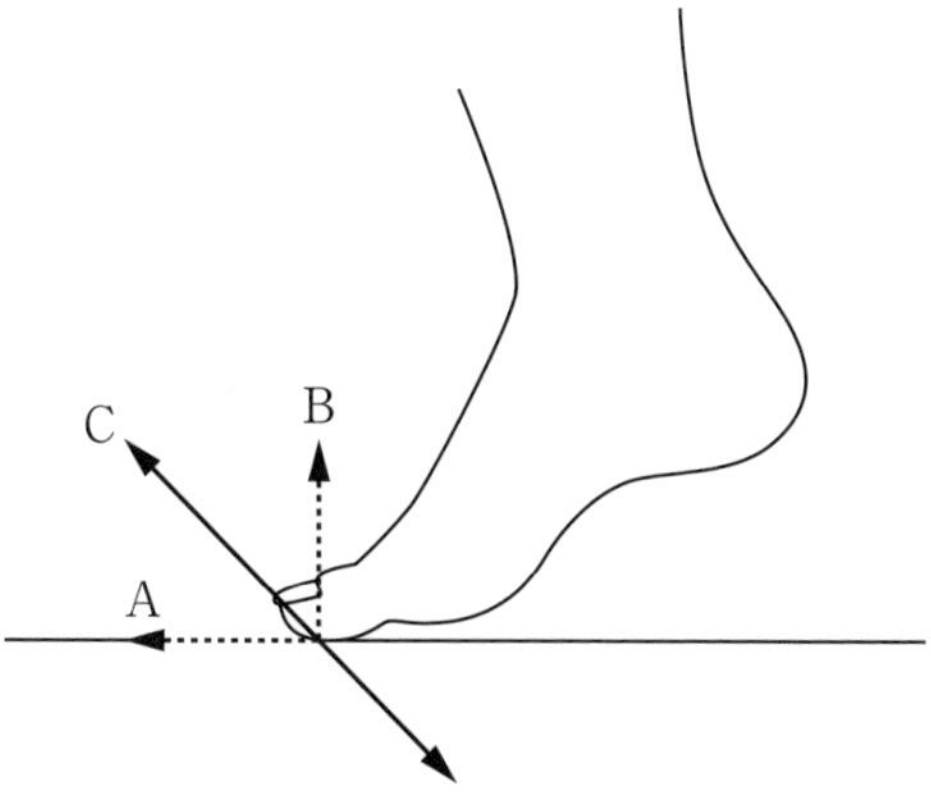

図 29-1

30 人間は足指を動かす動物である

人間の手指はじっとしていません。たえず動かしています。手をしょっちゅう動かすことは、筋肉を動かすことですから、それが刺激となって血行を促進します。はだしでいるとわかりますが、人間は本来は足指もよく動かすのです。ところが靴をはいていると、足指を動かすことができません。それで足指の血行が悪くなります。人間は血液によって酸素を運んだり、老廃物を取り除いたり、栄養成分を運んだりしているのですから、血流が悪くなるとよいことはありません。

貧乏ゆすりと言われるものがあります。これは無作法なこととされます。貧乏ゆすりは直さなければならないものとされています。私はなぜ貧乏ゆすりをしてはいけないのかと思っています。みなさんは坐っている時に手指や手を少しも動かしませんか。坐っている時もたいていは何かの作業をしています。それで手指や手はたえず動かしています。坐って本を読んでいる時は、ページをめくるのに手を動かし手指を動かします。ページをめくる時でなくても、手を顔に持っていったりと手はよく動かします。パソコンをしているなら、手指や手を動かしキーボードを打っています。ぼうっとただ坐っている時でも、手は顔に持っていったり、足に持っていったりとたえず動いています。手や手指はたえず動かしているのに、足はなぜじっとしていなければならないのですか。人間は本来なら足指をたえず動かします。足指を動かせば、足指の間が乾燥しやすくなり、足の嫌なにおいがしにくくなります。足指を動かせば、足指の血行がよくなります。足指は体の末端にありますから心臓から一番遠いです。また人間は直立しますから、足指が体の一番下に来ます。足指から血液を心臓にもどすには、重力に逆らってもどさなければなりません。頭の上から重力の助けを借りて血液を心臓にもどすのに比べると、余分の力が必要です。だから足指は血行が悪くなりがちです。その血行をよくするために、足指を動かすのです。だから人間は本来なら足指を動かす動物です。たえず手指を動かすのと同じです。

インターネット上で、足指を動かすのは貧乏ゆすりになりますか、という質問をした人がいました。それに対して、ある人が貧乏ゆすりですと答えたので、それなら直すようにしますと書いているのを見ました。とんでもないことです。足指を動かさなければ足指の血行がとどこおり、それは体全体の血行も悪くします。体全体の血行が悪くなればいろいろと体の不調が出てきます。

靴をはいているから足指を動かしにくいのです。それでその代替として膝をゆする貧乏ゆすりをしているのです。足指が動くようなものをはいておれば、代替として膝をゆする必要がありません。貧乏ゆすりは自ずとなくなると思います。

人間は歩く時は必ず足指を動かします。足指で地面を踏みしめるのと、足指でほとんど踏みしめないのとでは、歩きやすさがずいぶんと違います。P.111図29-1を見てください。足指で踏みしめれば前向きの分力Aを地面から受けます。地面から前に押されているのと同じことになり歩きやすくなります。

階段を上がる時も、強く階段を足指で踏み込むと、図30-1のように、階段から上向きの大きな抗力Aを受けます。それで足が上にあがりやすくなります。

人間は座っている時も歩いている時も足指を動かす動物なのです。

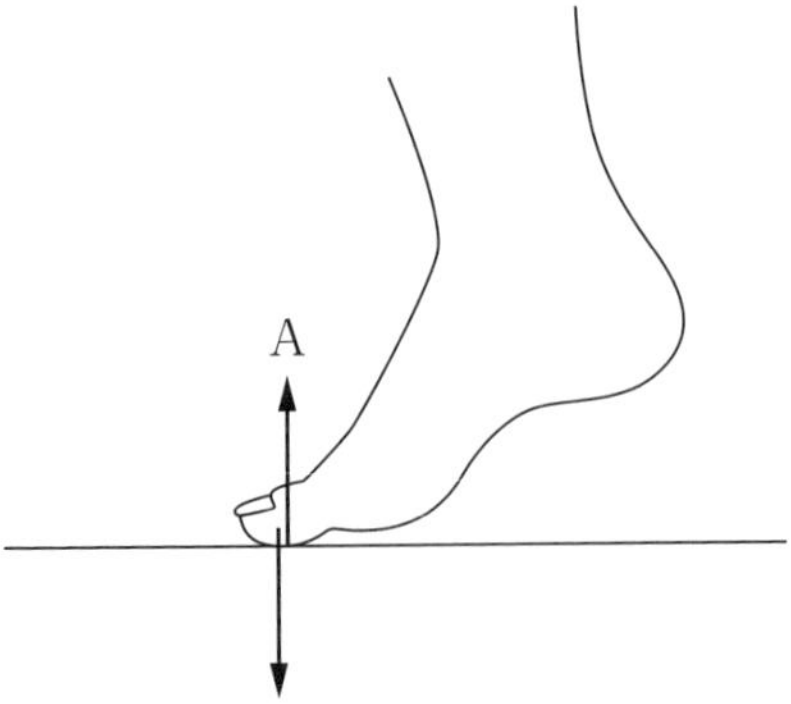

図 30-1

31 くつ下

靴をはくと靴ずれすることがありますから、どうしてもくつ下をはくことになります。これがために、靴をはいている時はくつ下をはいているのが当然のこととなり、靴をはく時はくつ下をはくのが礼儀となっています。結婚披露宴に呼ばれて、はだしで靴をはいて行くと、これは礼儀を知らないと思われます。

くつ下でも木綿、絹、麻のくつ下だと吸湿性がよいのですが、ポリエステル、ナイロン、アクリルのような化学繊維は吸湿性が悪いです。こういう化学繊維のくつ下をはきますと、足を吸湿性の悪い化学繊維のくつ下でおおい、さらに吸湿性の悪い靴でおおうことになります。これでは足から出る汗はほとんど吸収されず、自然乾燥もしにくいです。足の周囲の湿気は大変なことになります。

これは病気ではないのですが、人によっては手の平や足の裏に汗をかきやすい人がいます。こういう人は人よりたくさん汗をかきますから、こういう人が吸湿性の悪いくつ下をはいて、さらに靴をはけば、その足の周囲の湿気はさらにひどいことになります。それで臭いにおいの元になるイソ吉草酸を産出する菌が増え、足がくさくなります。白癬菌も増殖しやすいです。

32 5本指ソックス

5本指ソックスが健康効果をうたわれ売られています。5本指ソックスは、1970年にスペインで初めて工業的に生産されました。「足指を動かすことは健康の源である」という考え方でつくられています。井戸端隆宏氏がそれを改良し、1975年に日本で売り出しました。最初は売れなかったのですが、徐々にその機能が認められ、また改良も重ね普及しました。近藤義晴氏が『冷えとり健康法』の中で5本指ソックスを勧めたこと、テレビで大きく取り上げられたことも普及に寄与したようです。2014年時点で、5本指ソックスのソックス全体にしめるシェアは、5%程度になっています。

1999年1月1日に、人気番組『おもいッきりテレビ』で5本指ソックスが取り上げられ、左記のような健康効果があるとしました。

(https://www.rakuten.ne.jp/gold/5honyubi/five-story03.html)

1　5本の指でしっかりと床をつかめるので、正しい姿勢が保てる上に肩こりの緩和にも役立つ
2　指を1本ずつ包むので保温性が高まり、冷え性も改善される
3　指が動きやすいので血液循環が良くなり、脳の活性化＝老化防止も期待できる
4　指間部のツボが刺激され、胃腸の働きが活発になって胃もたれが緩和される

5　5本の指それぞれに力が入れられるので踏ん張りが効き、スポーツや力仕事、立ち仕事に向いている

これらの健康効果は、2の保温性を除き、足指を動かしやすくすることから来ています。靴をはかなければ、足指が動くようになりますから、もし5本指ソックスで言われるこれらの健康効果が本当であるならば、靴をやめることで同じ効果が出ます。通常のソックスは布でできているのですから、足指を動かそうとすれば動かすことはできます。5本指ソックスのほうが動かしやすいというだけです。靴は固くできています。たとえ布製の靴でもソックスよりははるかに固くできています。その固い靴の中に足指が閉じ込められてしまうと、足指が動かないことは通常のソックスの比でありません。だから5本指ソックスでこれらの効果があるならば、靴をやめればこれらの効果はもっと大きく現れます。

またhttp://www.knitido.co.jp/health.phpには5本指ソックスの効果を次のようにうたっています。

一　冷え性の改善

足には常に余分な負担が加わっているため筋肉が凝り固まっています。そのため筋肉のうっ血、むくみや腫れが発生。足裏も固くなり足先が冷たくなってしまうのが冷えの原因です。5本指ソックスは足指が独立しているため、指の動きが活発になり、その刺激から血行がよくなり、冷え性が改善されます。また、シルクの5本指ソックスの上にウールの靴下を重ね履きすると更に効果的です。

二　腰痛、肩こり緩和

歩行時、足の指、土ふまず、かかとがクッションになり、膝や腰などに与える衝撃を緩和させています。足指のバランスが悪くなると、歩き方も不安定になり、その状態が続けば、体に負担がかかり膝や腰などに痛みが生じます。5本指ソックスを履くと、指全体にバランス良く力が加わり正しい姿勢が保たれることで、腰痛や肩こりの緩和につながります。

三　外反母趾、扁平足に

5本指ソックスで足指のバランスを整え、活発に動かすことにより、正しい歩行を促し、機能や筋力が低下した足・足指を鍛え予防することができます。

四　捻挫、転倒の防止

足指のバランスがよくなり、歩行の姿勢も正されます。高齢者に多い危険な捻挫や転倒を防ぎ、健康的な歩行を促します。

これらの効果も足指が動きやすくなることから来ていますから、靴をやめることでその効果はもっと期待できます。

33 血流

人間の体は血管が至る所にはりめぐらされています。心臓から血液を送り出す大きな血管を大動脈と言います。心臓から送り出された血液は、図33-1のようにしばらく上に行き、曲がって下に向かいます。上に行く血管を上行大動脈、曲がっている所を大動脈弓、下に行く血管を下行大動脈と言います。胸部と腹部は横隔膜と言われる膜を境界とします。胸部にある大動脈、つまり横隔膜より上の大動脈を胸部大動脈、腹部にある大動脈、つまり横隔膜より下の大動脈を腹部大動脈とも言います。つまり上行大動脈、大動脈弓、下行大動脈の横隔膜までの部分が胸部大動脈で、下行大動脈の横隔膜より下の部分が腹部大動脈です。

大動脈は人間の血管の中で一番大きな血管

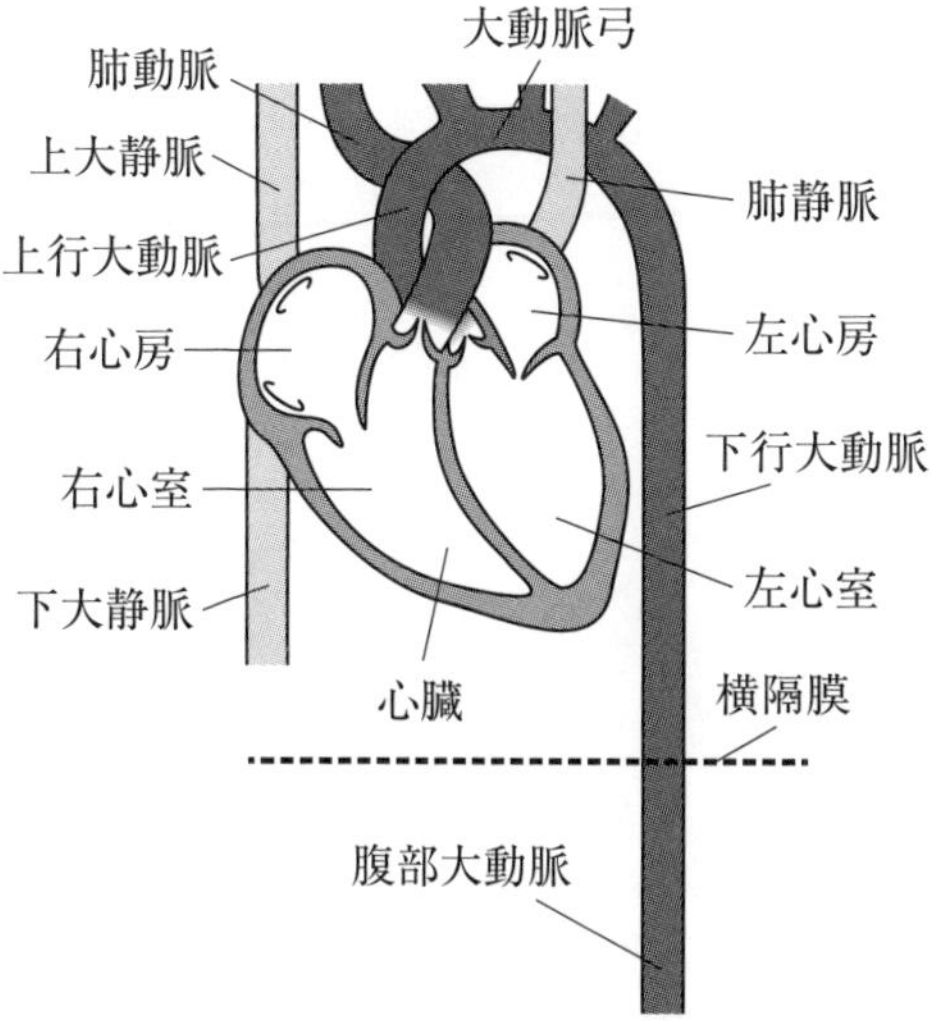

図 33-1
黒の血管は動脈血であり、灰色の血管は静脈血である
W. カーレ・H. レオンハート・W. プラツァー
『分冊解剖学アトラスⅡ』（越智淳三訳）P5 を参照にして作成

です。胸部大動脈で直径25ミリメートルから30ミリメートル（25㎜から30㎜）、腹部大動脈で直径20ミリメートルから25ミリメートル（20㎜から25㎜）の大きさです。血管の末梢は毛細血管と言います。直径は5マイクロメートルから20マイクロメートル（5㎛から20㎛）です。7マイクロメートル（7㎛）ぐらいのものが多いです。1ミリメートルは1メートルの千分の一と言うことです。1マイクロメートルは1ミリメートルの千分の一と言うことです。1ミリメートルの千分の一と言うことは1メートルの百万分の一になります。

1㎜＝1m×1/1000　1㎛＝1㎜×1/1000＝(1m×1/1000)×1/1000＝1m×1/1000000

だから毛細血管の直径は、ミリメートルで言うと0.005ミリメートルから0.02ミリメートル（0.005㎜から0.02㎜）になります。

血液の中には赤血球と言うものがあります。赤血球は鉄を含むヘモグロビンを持っています。このヘモグロビンは赤いのです。それで赤血球は赤く、赤血球があるから血液は赤いのです。この赤血球の直径が、8マイクロメートル（8㎛）、厚さが2マイクロメートル（2㎛）と言われています。毛細血管の直径が7マイクロメートル（7㎛）だと、毛細血管は少し伸びて広がらないと赤血球1個が通ることができません。こんな細い毛細血管が血管の約90％をしめます。毛細血管は網のように人間の体にはりめぐらされています。一人の人間の中のこの毛細血管を、かりにつないで1本の血管にしたら、どのくらいの長さになると思いますか。何と10万キロメートル以上です。地球の円周はいくらですか?赤道の距離は４００７５㎞です。約4万キロメートルです。10÷４＝2.5ですから、10万キロメートルとは地球を２回半回る距離です。

血液は20秒くらいで体を一巡します。毛細血管は赤血球一個より細い所が多いのですから、かなり血管抵抗があると思われます。そんな細い管を、すべてたせば地球の2.5周にもなる距離を、わずか20秒で一周するのです。こういうことができるには、心臓から非常に大きな力で血液を送り出さなければなりません。しかし心臓はにぎりこぶしより少し大きいぐらいの筋肉のかたまりに過ぎないのです。また心臓から非常に大きな圧力で血液を送り出すと、心臓の壁自体がその圧力で破れてしまうことが考えられます。

心臓の拍出の力だけでは、これだけの距離を、これだけの血管抵抗の中で、これだけのスピードで、血液を全身に巡らすことはできないだろうと考えるのが論理的です。このことは以前から指摘されており、西式健康法を創始した西勝造は、その著書『無病長生健康法』の中で、次のように書いています。(注)

「水の四、五倍の粘着力のある血液が、握拳《にぎりこぶし》[1]大の心臓、しかもその四分の一の左心室の収縮力によって、一粍《ミリメートル》[2]の千分の五・五、即ち五・五ミクロン[3]の直径の毛細血管五十一億本を、二十二秒半で一循環するなどということは、常識あるものの考えられぬことである。

スウィーデン[4]の女王クリスチナの侍医ボレリは、１６８１年、その著『動物の運動』の中で、心臓の力は18万封度《ポンド》(5)（米国に換算して九十屯《トン》(6)の圧力を持っていると発表したが、心臓原動力説を信じて計算すれば、そういう数字が出てくるのも当然であろうが、これは常識ある人の信じられぬ説である。」

(1)握拳：握は「にぎる」　拳は「こぶし」だから「握拳」は「にぎったこぶし」

(2)粍：「ミリメートル」のこと。「米」は「メートル」の意味で使う。毛は「千分の一」の意味がある。一メートルの千分の一だから一ミリメートルになる。

(3)ミクロン：micron　マイクロメートル（㎛）のこと。micro を［maikro］と読めば「マイクロ」で、［mikro］と読めば「ミクロ」になる。

(4)スウィーデン：現代日本語では「スウェーデン」と言う。Sweden は、英語の発音では［swi:dn］であり、「スウィーデン」と表記するほうが、英語の発音に近い。

(5)封度：「ポンド」のあて字である。1ポンド＝0.4536キログラム　18万ポンド＝18万×0.4536=81648キログラム＝81.648トン　であるから、ほぼ90トンである。

(6)屯：重さの単位の「トン」のあて字。

注：西勝造『無病長生健康法』p.211

心臓は左心室、左心房、右心室、右心房と4つの部屋に分かれています（図33-2）。全身に血液を送り出しているのは左心室です。右心室は肺に血液を送り出します。心臓は収縮したり、拡張したりし

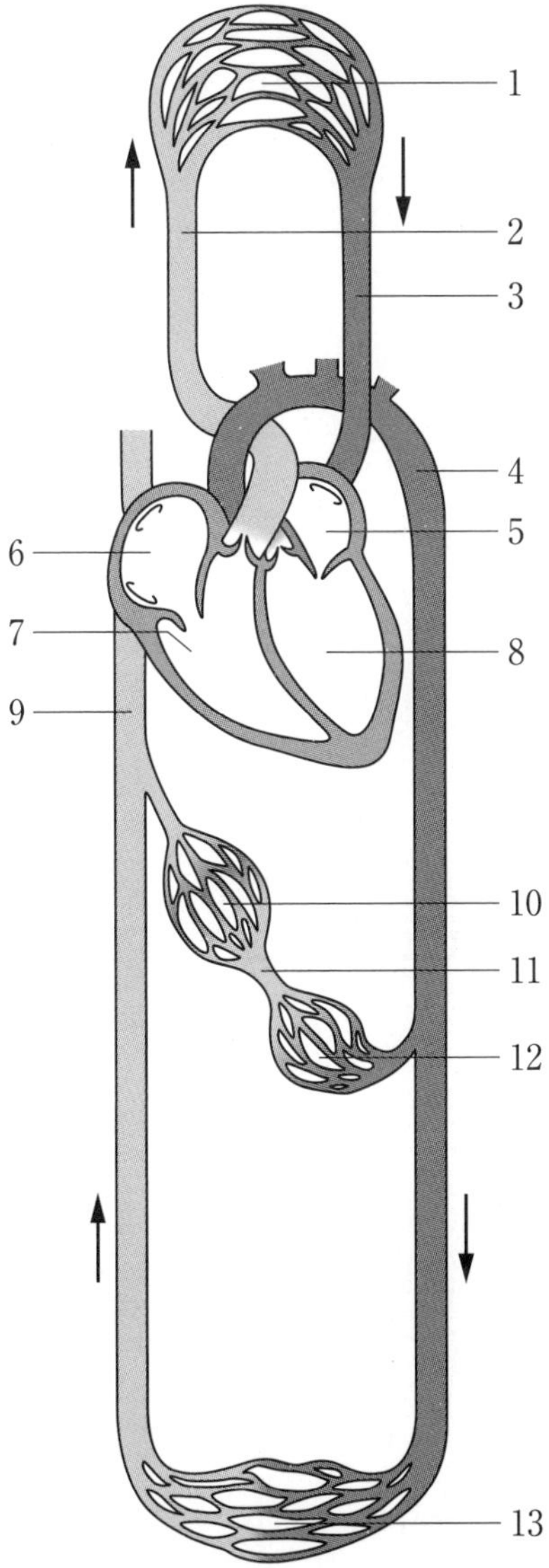

1　肺の毛細血管
2　肺動脈
3　肺静脈
4　大動脈
5　左心房
6　右心房
7　右心室
8　左心室
9　下大静脈
10　肝臓の毛細血管
11　門脈
12　腸の毛細血管
13　下肢の毛細血管

図 33-2

黒の血管は動脈血であり、灰色の血管は静脈血である
W. カーレ・H. レオンハート・W. プラツァー
『分冊解剖学アトラスII』（越智淳三訳）P5 を参照にして作成

ます。収縮している時と拡張している時では当然圧力が違います。心臓が収縮している時を収縮期と言います。収縮期の圧力が収縮期圧です。心臓が拡張している時を拡張期と言います。拡張期の圧力が拡張期圧です。左心室の収縮期の最大の圧力、最大収縮期圧は140mmHg以下です。右心室の最大収縮期圧は25mmHg以下です。

私たちは大気圧の中に住んでいます。高気圧の中にいる時は気圧が高くなり、低気圧の中にいる時は気圧が低くなるのですが、この気圧は平均して1気圧程度と言われています。1気圧は760mmHgです。Hgは水銀ですから、水銀を760mm押し上げる力が1気圧なのです。水銀の比重は13.5ほどですから、760×13.5=10260mm=10.26mとなり、1気圧は水なら10メートル以上押し上げます。こんな大きな大気圧の中で私たちは暮しているのです。左心室の最大収縮期圧は140mmHgですから、140×13.5=1890mm=1.89mとなり、水を1.89メートル引き上げる圧力で、左心室は血液を送り出しているのです。血液の比重は男性では1.052～1.060、女性では1.049～1.056です。1.05とすると、1.89/1.05=1.8であり、心臓の収縮圧で血液は1.8m上まであがります。血管が大動脈のような太い血管1本であるとして、心臓から足底までの長さが0.9mまでならば、往復で1.8mですから、これだけの圧力で送り出せば、血液は足底から心臓まで帰ってきます。心臓から足底までの長さが0.9mより大きいなら、血管が大動脈のような太い血管1本としても、血液は足底から心臓まで帰って来ません。私の身長は1.68mですが、足底から胸までは1.3mです。足底から胸まで往復で2.6mあります。私の場合は収縮期圧140mmHgで血液を送り出したのでは、足底から心臓まで、大動脈のような太い血管1本としても、血液が帰ってこないのです。2017年の学校保健統計調査によると、17歳男性の平均身長は1.707mとします。私より身長の高い人が多いのです。これでは多くの人が、心臓まで血液が帰ってこないことになります。実際の血管は90％が毛細血管で、毛細血管は赤血球1個が通りかねるぐらいに細いですから、血管抵抗も大動脈のような太い血管よりは大きいと考えられます。さらに、毛細血管をつないで1本にすれば、地球を2周半もする距離なのです。この程度の圧力で血液を送り出して、全身をくまなくめぐることが、はたしてできるのでしょうか。侍医ボレリが計算した18万ポンドの圧力は、81648kgの圧力ですから、81648000gの圧力となり、水1gがほぼ1㎤ですから、81648000gの圧力は水を81648000cm、つまり、81648m、つまり816.48km上まで押し上げる力です。実際の左心室最大収縮期圧とはずいぶんと差があります。

西勝造は毛細管網原動力説を発表しています。毛細血管の収縮によって血液を巡らしているのだと言うのです。毛細血管は血管の90％もありますし、また毛細血管が細いから血管抵抗が高いと考えられるので、毛細血管がすべて収縮して血液を送ると考えるなら、これだけの距離を、これだけの血管抵抗の中で、これだけのスピードで循環するということも可能になります。毛細血管の収縮による血液循環ということを考えなければ、論理的に、これだけの距離を、これだけの血管抵抗の中、これだけのスピードで血流が体を巡ることは考えられないのです。

筋肉を動かすとそれが刺激になって毛細血管の収縮を高め、それがために毛細血管の血流がよくなると考えられます。毛細血管の血流がよくなれば体全体の血流もよくなります。人間は自分の思うように体の中の内臓を動かすことはできません。心臓にもっと速く鼓動しろと命じても、心臓はもっと速く鼓動はしません。腎臓にもっとたくさん尿をつくれと命じても、腎臓はもっとたくさん尿をつくりません。しかし手、足、首は自分の思うように自由に動かすことができます。手足を動かすことで筋肉が動き、毛細血管が動き、血流がよくなると考えられます。

私は台湾に行った時、孫文や蒋介石の大きな銅像の左右に、少しも動かずに立っている衛兵を見ました。このようにまったく動かないということは、かなり異常なことで、懸命に努力してできることです。通常なら人間はじっとしておらず、頭を動かしたり手を動かしたり足を動かしたりするものです。これは、人間は本能的に首、手、足を動かさなければならないことを知っているのです。絶えず四肢を動かし、首を動かしますから、そこの毛細血管が血液をスムーズに運ぶのです。四六時中衛兵のようにまったく動かないのでは、血流に支障を来します。

人間の上肢、下肢、首は、服を着ている状態でも自由に動かすことができます。ところが一つだけ自由に動かすことができない所があるのです。それは足指です。足は靴をはきます。靴の中では足指はその動きが制限されます。足指をいっぱいに広げれば、小指から親指までの長さは、小指の付け根の中足指節関節と親指の付け根の中足指節関節の長さより長くなります。ところが靴は小指の付け根の中足指節関節と親指の付け根の中足指節関節の長さを横幅としてつくってありますから、足指を思い切り開くことができないのです。

千四百年前の弥生時代後期の足型が、板付遺跡（福岡県）から発見されています。この古代人の足型は五本の足指が広く開いているのです。鳥の足は足指が開いています。足指を開いたほうが広い面で体を支えますから体が安定します。人間も足指を広げて立つほうが、足指を閉じて立つよりも、広い面で体を支えるから体が安定します。現代人が足指を閉じているのは、靴の影響でないかと思っています。靴でしめつけて、思い切り足指を広げることができないから、それが癖になりいつも足指を閉じているようになったのです。現代人は足指を閉じているばかりか、足指が浮いている人が多くなっています。靴で足指をしめつけるから、足指が浮くのです。足指が浮けば足指で踏みつけることをしません。足指の血流はますます悪くなります。

靴の中にいるがために足指の動きが制限されます。足指の動きが制限されるから、足指の血流が悪くなります。足指は人間の体の中で一番下にあります。足指から心臓に血液をもどすには、重力に逆らってもどさなければなりません。だから足指はもともと人間の体の中で一番血行が不良になる所なのです。一番血行が悪くなる所なのに、靴でしめつけられているから、足指を自由に動かすことができません。それでは足指の血行はさらに悪くなります。足指の血行が悪くなると体全体の血行が悪くなります。細胞が活動してできた老廃物を除去するのは血流なのです。細胞に栄養を送るのも血流なのです。細胞に酸素を送るのも血流なのです。血流が悪くなると細胞の老廃物は十分に除去されず、細胞に栄養が十分に行きわたらず、細胞に酸素が十分に行きわたらなくなります。これでは体の調子が悪くなるのは当然でしょう。

血流が悪くなるともう一つやっかいなことが起こります。流れがゆっくりだから血が固まりやすくなります。固まった血液が血管につき血管をふさいでいきます。血管についた血の固まりで血管がふさがれたのが血栓です。血管についた血の固まりが血流ではがれて他の所に流れて行き、他の血管をふさいだのが塞栓《そくせん》です。この血栓、塞栓が、心臓の筋肉に酸素や栄養を送っている冠状動脈をふさいだのが心筋梗塞です。脳細胞に酸素と栄養を送っている脳動脈をふさいだのが脳梗塞です。

冠状動脈がふさがれると、心筋の一部に酸素が十分に行きませんから、その心筋は死滅することになります。心筋の一部が死滅するのですから、心臓が十分に働きません。心臓が十分に働かないのですから、これは死に直結します。たとえ死亡を免れたとしても、機能の低下した心臓で後の人生を生きていかなければなりません。

脳動脈がふさがれると、脳細胞に酸素が十分に行きません。それで脳細胞の一部が死滅します。脳は人間の司令塔です。呼吸のような生命の維持の根幹をつかさどる脳細胞が機能しなくなれば、すぐに死亡します。生命の根幹をつかさどる脳細胞が死滅したのでなければ、死亡を免れるかもしれません。しかし手足が十分に動かないとか、言葉がうまくしゃべれないとかの後遺症が残ることが多いです。

心臓は正常なら1分間に60回から100回収縮拡張を規則的に繰り返しています。左手の手首と右手の手首に電極をつけ、左右の電位差を見てみます。すると心臓の収縮、拡張に呼応して左右の電位差が規則的な波形を描きます。これが心電図です。心電図は左手と右手の電位差をとらえたI誘導、右手と左足の電位差をとらえたII誘導、左手と左足の電位差をとらえたIII誘導があります。このI誘導、II誘導、III誘導は双極誘導と言います。中央の電極と手足や胸との電位差を見たものは単極誘導と言います。単極誘導には、aV_R、aV_L、aV_F、V_1、V_2、V_3、V_4、V_5、V_6があります。双極誘導3つ、単極誘導9つの合わせて12誘導で心臓の収縮、拡張による電位差を見ようとするものが12誘導心電図です。通常の心電図はこの12誘導で心電図を記録します。

図33-3はII誘導で記録した心電図です。このような

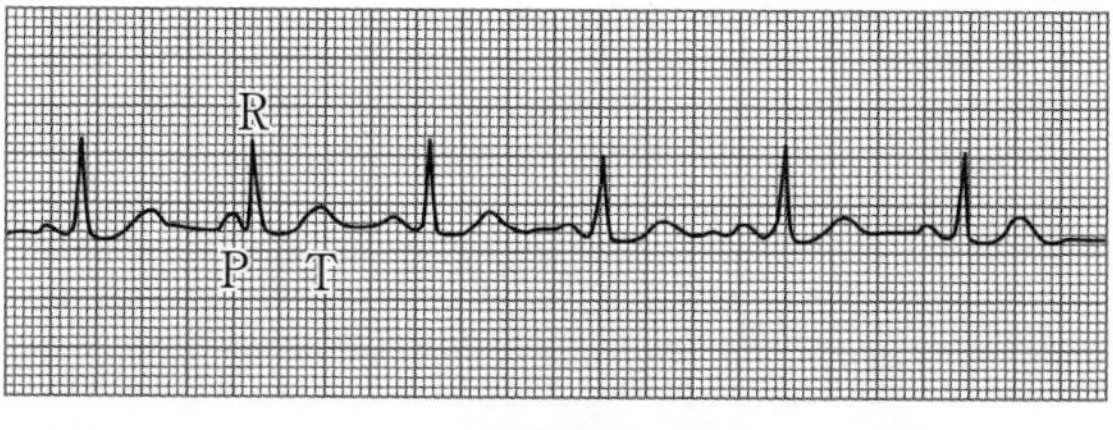

図 33-3

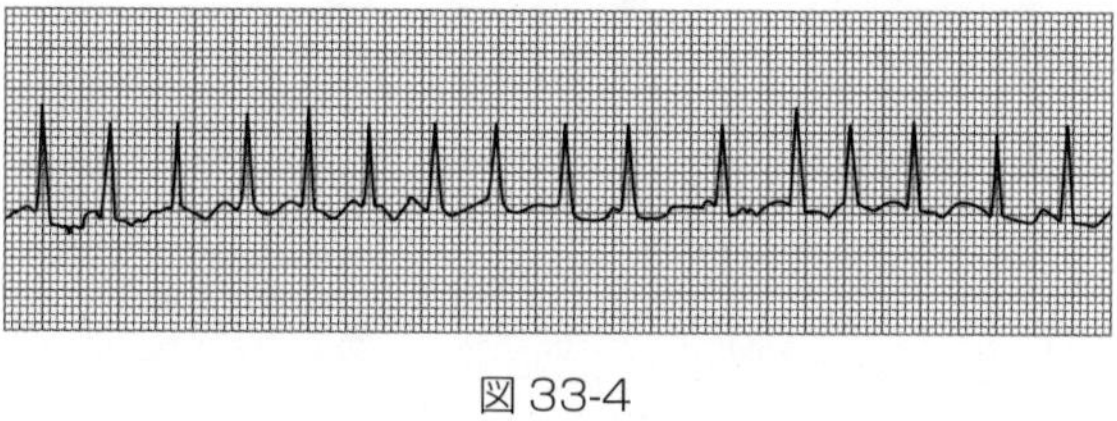

図 33-4

Andrew R Houfhton, and David Gray
『Making Sense of the ECG』P33、P45 より引用

規則的な波が出てきます。Ｐ波は心房の収縮によってできる波です。Ｒ波は心室の収縮によってできる波です。Ｔ波は心室の拡張によってできる波です。次に図33-4を見て下さい。これもII誘導の心電図です。前の心電図とどのように違いますか。Ｒ波が多いです。ということは心臓が速く収縮したり拡張したりしています。脈を触れると速くなっているでしょう。またＲ波とＲ波の間隔が少し不規則です。またＲ波の前にあるＰ波が不規則ではっきりしない所もあります。これは心房細動と言われる心電図です。心房細動は心房の収縮が速くて不規則になる病気です。そのためにきれいなＰ波が見られず、不規則に波うつような波になります。図33-5はII誘導、図33-6はV_1誘導ですが、やはり心房細動の心電図です。

心房細動はありふれた病気で、年を取ると5％～10％の人が心房細動になると言われています。心房が十分に収縮しないのですから、心室に十分に血液が行きません。心臓

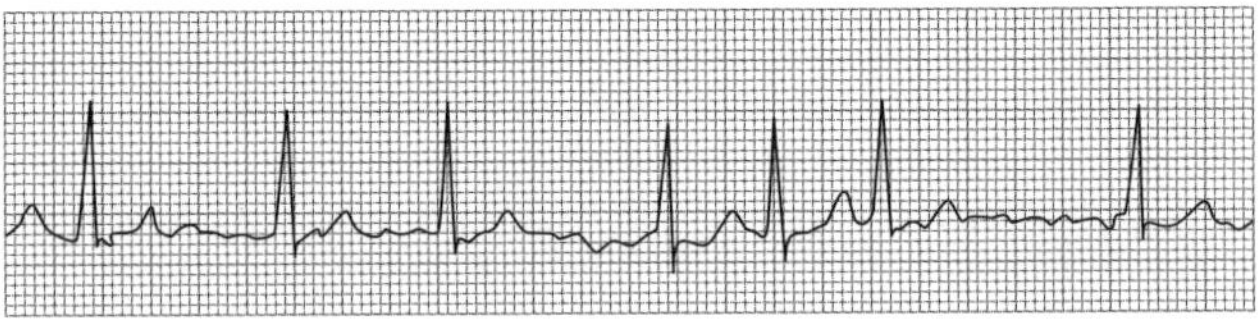

図 33-5

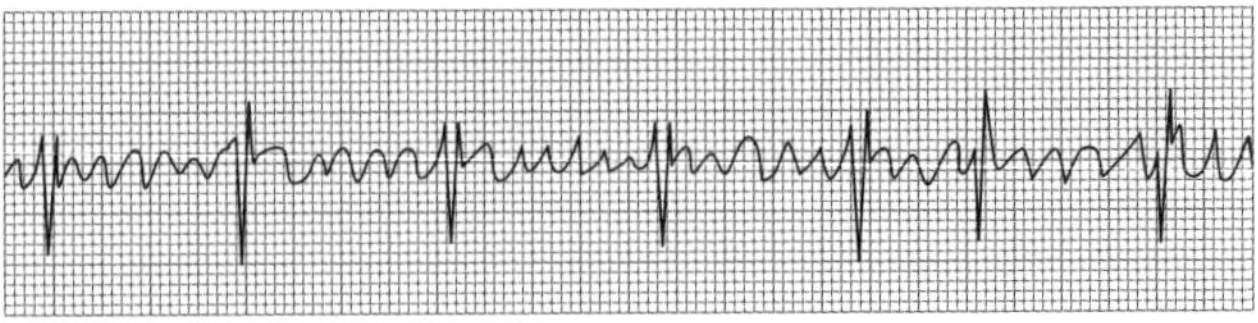

図 33-6
小林完二・小沢友紀雄・兼本成斌・加藤貴雄
『心電図のＡＢＣ』P161 より引用

の血液は心房から心室に流れます。心室に十分に血液が行かないのですから、心室から出る血液量は低下します。10%~15%低下すると言われています。心臓から血液が出て行くのが低下するのですから、血液は心臓にとどまります。血液が心臓の中から出て行かないのだから、心臓の中の血流は悪くなります。心房細動になると、息苦しくなったり動悸がしたりします。しかし症状のない人もいます。心房細動で一番恐いのは、血栓ができやすくなることなのです。心房の中で血液がとどこおるから、血栓ができやすいのです。この血栓が心臓の外に送り出され脳動脈に行けば、脳動脈がふさがれる可能性があります。つまり脳梗塞になってしまうのです。こういう脳梗塞は心臓が原因になっているから、心原性脳梗塞と言います。脳梗塞の約三割が心房細動が原因であるというデータもあります。それで心房細動になると、血が固まりにくくなる薬を服用することになります。

ここで図33-7の動脈の走行を見て下さい。血液は心臓の左心室から上行大動脈に押し出されます。上行大動脈は曲がって下行大動脈になります。曲がっている所が大動脈弓です。右は大動脈弓から腕頭動脈が出て、それから右総頸動脈と右鎖骨下動脈に分かれます。右鎖骨下動脈は右手のほうへ行き右上腕動脈となります。左は大動脈弓から左総頸動脈と左鎖骨下動脈が出ます。左鎖骨下動脈は左手のほうへ行き左上腕動脈になります。総頸動脈は外頚動脈と内頚動脈に別れ、内頚動脈は脳の血管の中大脳動脈になります。また左右の鎖骨下動脈から左右の椎骨動脈が出ます。椎骨動脈は脳の中で合流し脳底動脈になります。血液はこのように流れていますから、心臓の左心室にできた血栓は脳の中大

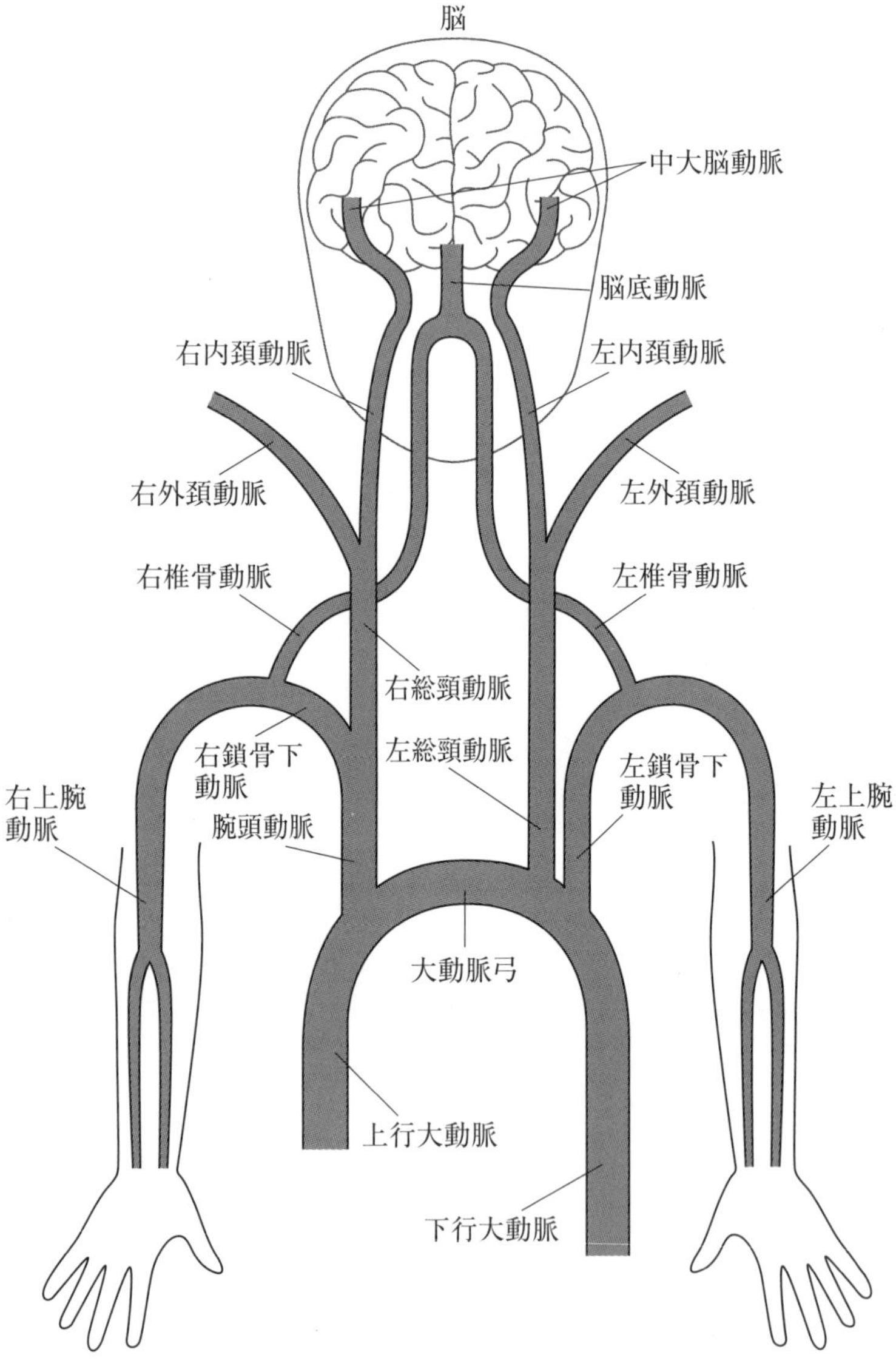
脳
中大脳動脈
脳底動脈
右内頚動脈
左内頚動脈
右外頚動脈
左外頚動脈
右椎骨動脈
左椎骨動脈
右総頚動脈
左総頚動脈
右鎖骨下
動脈
左鎖骨下
動脈
右上腕
動脈
左上腕
動脈
腕頭動脈
大動脈弓
上行大動脈
下行大動脈

図 33-7

脳動脈や脳底動脈に流れて行き、脳の血管をふさぎ脳梗塞になるのです。

心臓から脳への血管は、毛細血管に比べるとはるかに太いです。また距離も心臓から脳までですから、1メートル足らず、長く見ても2メートル未満でしょう。毛細血管をすべてつないだ距離、地球を二周半と比べるとはるかに短いです。みなさんここで妙に思いませんか。毛細血管は赤血球一個がかろうじて通れるほどの非常に細い血管なのです。しかもその距離はすべてつなぎ合わせれば、地球を二周半するほど長いのです。血栓で血管がつまるなら、まず細い血管がつまるはずです。また距離の長い所が先につまるはずです。脳動脈や冠状動脈は毛細血管よりはるかに太いですから、細くてつまりやすい毛細血管が先につまるはずです。また毛細血管は7マイクロメートルほどですから、小さな血栓、塞栓でもつまるはずです。脳動脈や冠状動脈のような太い血管がつまる前に、毛細血管があちこちでつまり、細胞が酸素不足、栄養不足となり死ぬはずです。しかし実際はそういうことは起こらず、脳動脈や冠状動脈のような太い血管が先につまります。これはどう説明したらいいのでしょうか。

これを説明する唯一の方法は、毛細血管が収縮、拡張して血液を送り出していると考えることです。毛細血管が収縮、拡張しているから血栓でつまらないのです。毛細血管が血液循環の原動力と考えると、脳動脈や冠状動脈は末梢になります。末梢だから血管が太いにもかかわらず、血流が十分でなく血栓でつまるのです。心臓は毛細血管に比べるとはるかに巨大です。大きな4つの部屋、左心房、左心室、右心房、右心室があります。そんなに大きな空間なのですが、毛細血管を血液循環の原動力とすると、心臓も末梢になりますから、心房細動で心房の収縮が悪くなったぐらいで血液がとどこおり、血栓ができるのです。

エコノミークラス症候群と言われる病気があります。飛行機のエコノミークラスに乗っていた人が、到着後急に死亡することが見られ、エコノミークラス症候群と名づけられました。飛行機は速いのですが、遠くまで行くから飛行距離は長くなり、飛行時間も長くなります。東京からロンドン、パリ、ローマなどに行くなら、十二時間以上の飛行になります。飛行機は、ビジネスクラスとエコノミークラスでは、ずいぶん料金が違います。誰でも安いほうがいいですから、エコノミークラスのほうが人気があります。ところが安いだけあって、座る所が狭く、手足も自由に動かすことができないほどの狭さです。足を動かすことができず、長時間じっとしているものだから、足の血流がとどこおり血栓が足の静脈にできやすくなります。この血栓が肺のほうに流れて行き、肺動脈につまったのが肺塞栓症です。

P.123 図33-2を見てください。足の静脈は下大静脈から心臓の右心房にもどります。血液は右心房から右心室に送られます。右心室から右心室の収縮によって肺動脈に送り出されます。肺動脈は右心室から肺へ行く血管です。この肺動脈は動脈という名称ですが、流れている血液は静脈血です。つまり二酸化炭素が多い血液です。ヘモグロビンが酸素と結合していないため動脈血に比べると黒く見えます。

実は血液が心臓から出て行く血管を動脈、心臓に血液が入って来る血管を静脈と呼んでいます。肺動脈は心臓から肺に血液が出て行く血管ですから、静脈血が流れているのに肺動脈と言います。同様に肺から心臓に血液が流れ込む血管は、動脈血が流れていますが肺静脈と言います。

足の静脈にできた血栓は下大静脈を通り心臓の右心房に入ります。右心房から右心室に入り、肺動脈に行きます。肺動脈は最初は太いですが、どんどん分岐して細くなっていきます。この肺動脈がつまるのが肺塞栓症です。肺動脈がつまるのですから、肺に血液が十分に行かず肺での酸素交換が十分にできません。それで動脈血の中の酸素が少なく息苦しくなります。顔面蒼白となり意識がなくなり死亡することもあります。ただ肺組織は、大動脈から分岐した気管支動脈からも血液が流れているため、肺組織が死ぬのは10%～15%程度と言われています。

エコノミークラス症候群で肺塞栓症になるのは、飛行機のエコノミークラスに乗った時だけでありません。足を動かさずに長い間じっとしていると起こります。予防は足を動かすことです。歩くのが一番よいのですが、飛行機は乱気流で急に揺れることがあるため、航空会社はどこも飛行機内で歩き回ることを勧めません。着席してできるだけシートベルトをしているように言います。私は靴をぬげばかなり違うだろうと思っています。靴をぬげば足指が自由に動くからです。着席したままでも足指をたえず動かしたり、足を屈伸して足を動かしたりすれば、血栓の発生はかなり防ぐことができると思います。

足指を動かすのはささいなことのように思われます。しかし足指を動かせば、そこの毛細血管の血流はさらによくなります。血液をめぐらせているのは心臓でなく毛細血管であるという毛細管網原動力説に立てば、足指を動かせば、足指の毛細血管が血液を送り出す力はさらに強くなり、血液はますます強く押し出されます。血流が強ければ血栓ができにくくなります。血栓ができることが致死的な深刻な病気、脳梗塞、心筋梗塞の原因となっているのです。血栓さえできなければ脳梗塞、心筋梗塞は回避できます。できるだけ靴をはかない、やむを得ずはく時はきちんと足に合った靴をはく、ただこれだけ気をつけるだけで、足指はよく動くことができます。足指をよく動かすというささいなことが脳梗塞、心筋梗塞という深刻な病気を防ぐ手段となります。

34 足指を動かせばひび割れ、あかぎれが少なくなる

冬になると、ひび割れ、あかぎれに悩む人も多いです。皮膚が割れたり、そこから出血したりするのですから、これは痛いです。ひび割れは皮膚に亀裂ができていることです。亀裂から出血したり、亀裂部分に炎症が起こり赤くなったりすると、あかぎれと言います。

皮膚は一番上を表皮と言い、その下に真皮と言われるものがあります。表皮は0.1㎜～0.2㎜で角化細胞が主成分です。真皮は1㎜～4㎜で膠原線維（コラーゲンからできています）、細網線維、弾性線維などからできています。真皮には血液が流れていますが、表皮には血液は流れていません。亀裂が皮膚の表皮内にとどまっておれば、表皮に血管はありませんから出血しません。出血するのは、亀裂が真皮まで達していることを示しています。

夏には、一般的にひび割れ、あかぎれになりません。冬になればひび割れ、あがきれになります。なぜ夏にひび割れ、あかぎれにならないのでしょうか？

夏に人間の体に問題なのは、暑さです。体温が上がりすぎないようにしなければなりません。そのために汗をかきます。汗は気化すると気化熱を奪います。気化熱で熱を奪われるから体温が下がります。さらに末梢血管が拡張します。血管が拡張すれば、血管の表面積が増えますから、血管からの放

熱が増えます。だから体温が下がります。

冬に人間の体に問題なのは、寒さです。体温が下がりすぎないようにしなければなりません。そのために汗を少なくします。汗を少なくすれば、汗が気化し熱を奪われることが少なくなります。汗が少なくなったので、不要な水分を排泄するために、尿の量が増えます。また末梢血管を収縮します。血管が収縮すれば、血管の表面積が減りますから、血管からの放熱が減ります。だから体温が下がりにくくなります。

寒い時には、体温を保つために末梢血管が収縮するのです。血管が収縮すると血流は悪くなります。毛細血管は直径が7㎛ぐらいのものが多いです。赤血球1個の直径は8㎛ですから、毛細血管は、赤血球1個が通りかねるほどの細さです。この細い毛細血管が収縮するのですから、血流はさらに悪くなります。血流が悪くなると細胞や組織に十分な量の栄養や酸素を送ることができません。それで細胞や組織が不調になります。

風呂に入って体をこすると、垢が落ちます。皮膚の一番上ははがれ落ちてしまうのです。皮膚の表皮の一番上を角質層と言います。垢として落ちるのはこの角質層です。皮膚の表皮の一番下を基底層と言います。ここで角化細胞がつくられます。それがだんだんと表皮の上にあがって行き、一番上の角質層まで行きます。角質層ではもう角化細胞の核はなく、細胞は死んでいます。これがやがて垢としてはがれ落ちるのです。角化細胞ができてから、はがれるまで、28日〜40日かかります。この周期で皮膚の表皮は新しいものになっているのです。

表皮には血液は流れていません。しかし表皮の一番下の基底層の真下まで、血液は来ています。基底層は、この血液から栄養や酸素を受けて、新しい角化細胞をつくっているのです。だから新しい角化細胞を十分につくるには、この血流が十分にあり、栄養や酸素が十分に運ばれて来なければなりません。

冬になると、体温を維持するために、血管の収縮が起こります。それがため血流が悪くなり、基底層が十分な角化細胞をつくるだけの栄養、酸素が、運ばれて来ないことになります。それで角化細胞が十分にできません。新しい細胞が十分にできませんから、皮膚の亀裂が起こってきます。つまりひび割れ、あかぎれになるのです。夏は末梢血管が拡張するため、血流が十分にあり、角化細胞が十分にできるから、ひび割れ、あかぎれにならないのです。

寒い時に血管が収縮しても、血流が十分にあれば、ひび割れ、あかぎれにならないはずです。ふくらはぎをマッサージすると、血流が改善しますから、ひび割れ、あかぎれの予防になると言われます。靴をはかないと、足指を動かしやすく、足指を動かせば、それが刺激となり血流がよくなります。足指を動かせば、マッサージをしなくても血流はよくなります。血流がよくなれば、角化細胞が十分にできるから、皮膚の亀裂はできにくくなります。ひび割れ、あかぎれになりにくくなります。靴をはかないで、足指を動かすようにすれば、ひび割れ、あかぎれは少なくなるのです。

この原稿を書いているのは12月下旬ですが、私は、まだ、外へ行く時も、手袋をはいていません。それでも手が荒れてひび割れになることはありません。例年なら今頃は、足のかかとにひび割れができることが多かったのですが、今年は、はだしでいるにもかかわらず、まだ亀裂ができていません。靴をほとんどはかず、足指をよく動かすから、血流がよくなったからだろうと考えています。

ひび割れ、あかぎれが少なくなるのは、肌がきめ細やかになるからです。これは足指を動かせば、肌のきめが細やかになり、肌がきれいになるという美容効果があることを意味します。これは特に女性の方には朗報でしょう。

35 足指を動かせば、おそらく認知症予防に効果がある

すぐに死ぬわけでもなく、ひどい痛みがあるわけでもないのですが、進行すると人間の尊厳が失われてしまう病気があります。認知症です。認知症は、誰もがなりたくない病気であり、またゆゆしい病気です。

認知症は以前は痴呆と言っていました。痴呆という言葉は、侮蔑的な意味があり、痴呆と言われた人は傷つく、さらに痴呆と言われることを嫌い、受診や早期対応が遅れる等の内容の報告書が、２００４年12月24日に提出されました。それがために、認知症という病名に変更されたのです。

表35-1を見てください。認知症の患者は増加傾向で、２０１４年の推定患者数は41万7千人で、総患者数は14万4千人です。表35-2を見てください。認知症患者と65歳以上の人口を並べて表示しています。65歳以上の人口の増加率が、認知症患者数の増加率より大きいことがわかります。老齢人口が増えたから、認知症が増えたのです。

認知症は、いくらかのタイプに分類されています。多いのは、アルツハイマー型認知症と脳血管性認知症です。脳血管性認知症は、脳梗塞のような脳の血管障害が原因となって起こる認知症です。アルツハイマー型認知症は、明らかな脳血管障害がないのに認知症になるタイプの中で、一番多いです。

表 35-1　血管性及び詳細不明の認知症

各年 10 月

年	推計患者数 単位：千人			受療率 単位：10 万人		総患者数 単位：千人
	総数	入院	外来	入院	外来	
1990	44.1	37.6	6.5	30	5	84
1993	40.7	36.1	4.6	29	4	71
1996	45.4	36.5	8.8	29	7	91
1999	63.0	45.7	17.3	36	14	121
2002	64.7	53.6	11.0	42	9	138
2005	66.0	54.0	12.0	42	9	145
2008	57.1	44.4	12.7	35	10	143
2011	51.3	39.0	12.3	31	10	146
2014	41.7	29.8	11.9	23	9	144

2014 年　患者調査　　　　　厚生労働省大臣官房統計情報局

表 35-2　認知症患者、高齢者人口の増加の割合

年	認知症患者		総人口 単位：千人	65 歳以上の人口		
	総数 単位：千人	1990 年を 1 とした値		割合 単位 %	人数 単位：千人	1990 年を 1 とした値
1990	84	1.00	123,102	12.1	14,800	1.00
1993	71	0.85	123,787	13.5	16,700	1.12
1996	91	1.08	125,864	15.1	19,000	1.25
1999	121	1.44	126,686	16.7	21,100	1.38
2002	138	1.64	127,486	18.5	23,500	1.53
2005	145	1.73	127,768	20.0	25,500	1.65
2008	143	1.70	128,084	22.1	28,300	1.83
2011	146	1.74	127,799	23.3	29,700	1.93
2014	144	1.71	127,083	25.9	32,900	2.14

65歳以上の人数は総人口と65歳以上の割合から有効数字3桁で計算している。

65歳以上の人口の割合は1993年はe-Stat政府統計ポータルサイトによる。
1996年は平成9年度版内閣府高齢者白書による。
他は総務省統計局のデータによる。
日本の人口は　1990年～1996年は政府統計ポータルサイトによる。
1999年～2014年は総務省統計局のデータによる。

加齢が原因となることが多いです。それで以前は老年痴呆と言っていました。

SPECT（single photon emission computed tomography）という検査があります。微弱な放射線（ガンマ線です）を出す物質を人間の静脈から注射します。それが脳に流れて行き、脳血流に応じて脳組織に取り込まれます。出す放射線を機械で検知して、その集積の様子を画像化します。これがSPECT検査です。脳血流に応じて集積するため、集積が少ない所は、脳血流が悪いことがわかります。

このSPECTで調べてみると、アルツハイマー型認知症は、その初期の段階から、脳の上部、両側部、後部に脳血流低下が見られます。血管性認知症では、脳梗塞を起こしている部位に、脳血流低下が見られます。

認知症になったから、脳血流が低下したのだとも言えますが、逆に脳血流が低下したから、認知症になったのだとも言えます。それで、脳血流が低下しないなら、認知症にならないと考えられます。

足指を動かせば、その刺激によって、足の血流がよくなります。その効果は、単に足だけにとどまらず、体全体に及びます。手のひび割れ、あかぎれのような、足から遠く離れた所でも、効果があります。足指を動かせば、脳血流もよくするだろうと考えられます。脳の血流がよくなれば、認知症にならないでしょう。だから足指を動かすことは、おそらく認知症の予防にも効果があります。

36 足指を動かせば防寒の効果がある

私が開業医をしていた頃、真冬でも、いつも靴下をはかずに来る患者さんがいました。「靴下をはかずに、寒くないですか?」と聞くと、「手は手袋をはかないでないか。」と言います。真冬でも、確かに家の中では手袋ははきません。手は手袋をはかないのに、足は靴下をはくのはおかしいというのが、その患者さんの論理でした。そうかもしれないが、やはり寒いなあと思ったものでした。

私は今年の8月から、靴はほとんどはかなくなりました。この原稿を書き終わったのは十二月下旬ですが、まだ靴下をはかずに過していいます。寒風の中、素足に雪駄をはいて、自転車にのっています。こういう姿を見て、人は変わった人がいるなあと思っているに違いありません。十二月下旬であれば、私は今までずっと靴下をはいてきました。どうして今年は靴下がなくても過すことができるのだろうと思います。患者さんが言ったように、人間の足は手と同じで、真冬でも、家の中では、靴下はいらないのでないかと思います。

江戸時代には、たびがありました。現代では、冬には皆靴下をはきますから、私たちは江戸時代の人も、皆たびをはいていたのだろうと思っています。ところが、実際はそうでありません。庶民は、病気でない限り真冬でも素足だったのです。江戸城に登城する幕臣でさえ、若い者は原則、真冬でもはだしであったのです。年寄や病気の者が許可を受ければ、たびをはくことができたのです。

顔、耳、手をおおうのは、非常に寒い時だけです。東京、大阪程度の寒さなら、真冬でも、家の中では、暖房していなくても、顔、耳、手をおおうことはしません。人間の末梢は、本来、寒さに強いのです。足も人間の末梢です。それなら、顔、耳、手と同じく、足も寒さに強いのでないかと思います。

それでは、現代人は、どうして冬に靴下が必要になったのでしょうか。靴をはき、足指を動かすことが少なくなった、いや、足指を動かすことができなくなったために、足指や足の血行が悪くなり、昔の人よりも寒さを感じるようになったのでないかと思います。靴をはかずに、足指を動かすようになれば、防寒の効果もあるのです。

37 前足部のツボ

中国の伝統的な医学では、気や血と言われるものの存在を考え、それが全身を流れると考えます。その流れが経絡《けいらく》です。主な経絡は14あります。この経絡の上に経穴《けいけつ》と言われるものがあります。経穴はいわゆるツボです。東洋医学では、経穴に鍼《はり》をしたり、お灸をしたり、指圧をしたりして病気を治します。ツボで病気を治すことができるぐらいですから、ツボを日常的に刺激することは、人間の体によい影響を与えると考えられます。足指や足を動かすだけで、足指や足の上にあるツボは否が応でも刺激されます。もちろん鍼をしたり、お灸をしたりするほどの強い刺激でありませんが、人間は本来ならたえず足指や足を動かすものですから、刺激している時間が長くなります。弱い刺激でも時間が長いですから、刺激の総量で考えると大きなものになります。靴をぬいで足指を動きやすくすると、ツボがよく刺激され、体によい影響を与えるのです。

14の経絡の内、足指や中足骨に関係するものは6つです。この6つの経絡とその上の経穴で足指や中足骨にあるものについて簡単に説明します。6つの経絡は左記の6つです。

足の太陰《たいいん》脾《ひ》経《けい》
足の陽明《ようめい》胃《い》経《けい》

足の少陰腎経《しょうようじんけい》
足の太陽膀胱経《たいようぼうこうけい》
足の厥陰肝経《けついんかんけい》
足の少陽胆経《しょうようたんけい》

中国の伝統的な医学も臓器というものを考えます。脾、胃、腎、膀胱、肝、胆はその臓器です。しかし現在西洋医学で使う脾、胃、腎、膀胱、肝、胆とは違うと考えるべきです。西洋医学が日本に入って来た時、従来使っていた臓器の名前を西洋医学の訳語に使ったのです。しかし西洋医学と東洋医学では考え方が根本的に違うため、各臓器の働きも西洋医学と東洋医学では違うのです。

脾と胃は食べ物を受け入れてそれを消化し気血をつくります。西洋医学の脾臓には、食べ物を受け入れて消化するという働きはありません。太陰脾経は脾を通り、陽明胃経は脾も通っていますから、この2つの経絡は消化に関係する病気に効果があると考えられます。それ以外にも太陰脾経は小便が出にくい、ふともも や膝の内側がはれていて冷たい、足の親指の麻痺などに効果があるとされます。太陰脾経は部屋に閉じこもるという精神的不調、首のはれ、膝関節の痛み、足の中指の麻痺にも効果があるとされます。

腎は水をつかさどり、生命活動を維持します。膀胱は尿をたくわえます。少陰腎経は腎を通りますから、腎の機能に関連した病気に効果があり、太陽膀胱経は膀胱を通りますから、膀胱の機能に関連した病気に効果があると考えられます。それ以外にも少陰腎経は胸の痛み、足底の痛みなどに効果があるとされます。太陽膀胱経は頭痛、背中、腰の痛み、足の小指の麻痺などに効果があるとされます。

肝は血を貯蔵したり、消化機能を調節したり、精神活動を調節したりする機能があります。胆は精神、情緒を安定させます。厥陰肝経は肝を通り、少陽胆経は胆を通りますから、消化活動や精神活動に関係する病気に効果があると考えられます。それ以外にも厥陰肝経は足のうちくるぶしの前の痛み、ふとももの内側の痛みなどにも効果があるとされます。少陽胆経は頭痛、胸部痛、膝関節外側の痛みなどにも効果があるとされます。

それぞれの経絡の上にある経穴で、足指や中足骨にある経穴の名称と位置は次のようになっています。

足の太陰脾経《たいいんひけい》（図37-1）

公孫《こうそん》　太白から上後ろに向かって触れていくと触れるへこんだ所です。

太白《たいはく》　第1中足指節関節後ろ

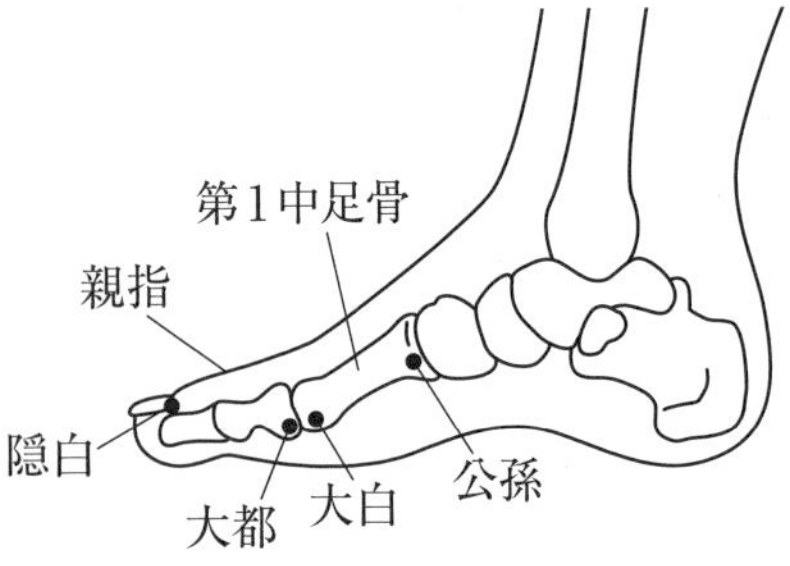

図 37-1

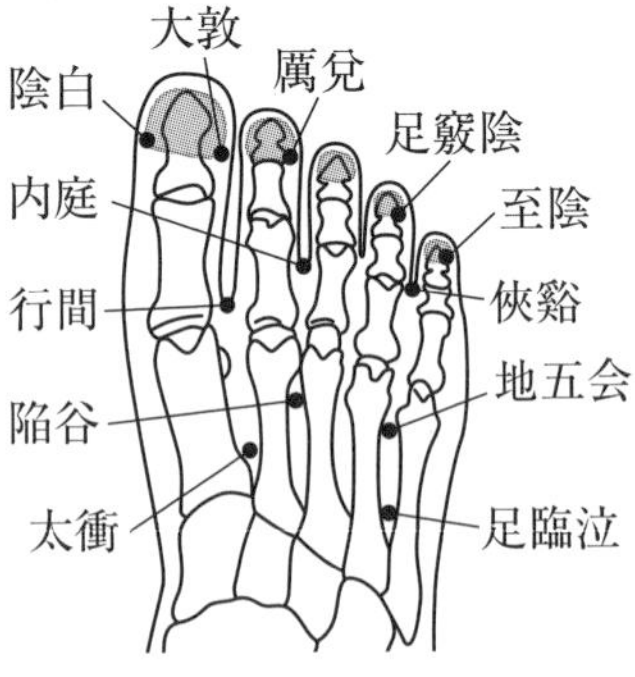

図 37-2

坂本大海・原島広至『ツボ単』
P53、P60、P215、P222 を参照にして作成

下方のへこんでいる所です。

大都《だいと》　第1中足指節関節の前下方のへこんでいる所です。

隠白《いんぱく》　第1足指の爪の内側と爪の根元に線を引き、その交点です。

足の陽明胃経《ようめいいけい》（図37-2）

陥谷《かんこく》　第2、第3中足骨の間のへこんでいる所です。

内庭《ないてい》　足の第2足指と第3足指の間のへこんでいる所です。

厲兌《れいだ》　第2足指の爪の外側と爪の根元に線を引き、その交点です。

足の少陰腎経《しょうようじんけい》（図37-3）

湧泉《ゆうせん》　足指を屈曲した時に足底の一番へこむ所です。第2、第3足指の間のみずかきと踵《かかと》を結んだ線上でみずかきから3分の1の所です。

足の太陽膀胱経《たいようぼうこうけい》（図37-4）

京骨《けいこつ》　第5中足骨を触れていくとその後方部に突起として触れる所があります。この突起の前下方です。

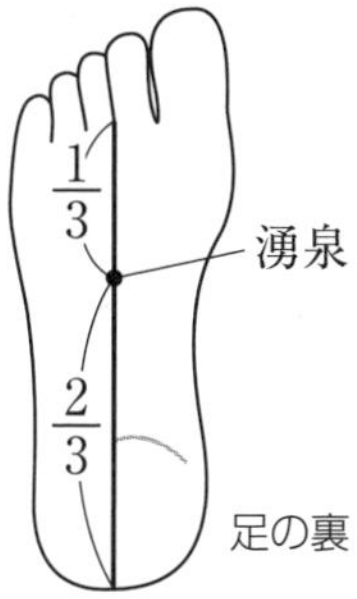

図37-3

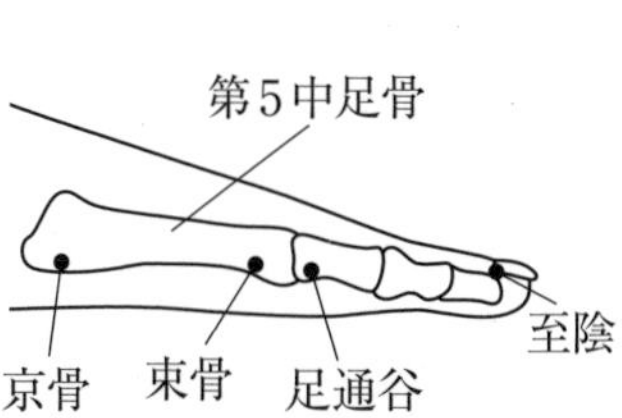

図37-4

坂本大海・原島広至『ツボ単』
P135、P144を参照にして作成

束骨《そっこつ》　第5中足指節関節の後ろのへこんだ所です。
足通谷《あしつうこく》　第5中足指節関節の前のへこんだ所です。
至陰《しいん》　第5足指の爪の外側と爪の根元に線を引き、その交点です。

足の厥陰肝経《けついんかんけい》（図37-2）
太衝《たいしょう》　第1、第2中足骨が接している所の前です。
行間《こうかん》　足の第1足指と第2足指の間のへこんでいる所です。
大敦《だいとん》　第1足指の爪の外側と爪の根元に線を引き、その交点です。

足の少陽胆経《しょうようたんけい》（図37-2）
足臨泣《あしりんきゅう》　第4、第5中足骨が接している所の前です。
地五会《ちごえ》　第4、第5中足骨の間で、第4中足指節関節の後ろのへこんでいる所です。
俠谿《きょうけい》　足の第4足指と第5足指の間のへこんでいる所です。
足竅陰《あしきょういん》　第4足指の爪の外側と爪の根元に線を引き、その交点です。

38 はだし運転

私が初めてはだしで自動車を運転したのは、大きな台風が通過しようとしていた日でした。その日私は仕事でどうしても出かけなければならず、やんでいたかと思うと急に激しい雨が降り出す台風に特徴的な雨の中を出かけました。初めてはだしで運転した時は不安でした。ちゃんとブレーキは踏めるのだろうか、交通事故を起こしたらどうしようと、思ったりしたものでした。しかし実際はだしで運転してみると、ブレーキペダルもアクセルペダルも問題なく踏めました。その日の帰りは台風が一番激しかった時にあたりました。強風が吹き荒れ、激しい雨が降っていました。風に背を向けて後ろ向きになって歩き、ずぶ濡れになって駐車場の車までたどり着きました。濡れた足をタオルでふき、自動車のエンジンをかけました。強風と激しい雨の中、ゆっくりと自動車を動かしました。ようやく自宅近くまで来ましたが、視界が極めて悪く、どこに自分の家があるのかわからず、どこで曲がったらよいか、なかなかわかりませんでした。こんな悪条件の中、はだしで運転して自宅に帰ったのが、私の2回目のはだし運転でした。

その後高速道路もはだし運転で走ってみましたが、何ら問題ないと確信しました。むしろはだし運転のほうがよいというのが私の結論でした。

はだしで運転していてまず気がついたのは、速度を落として運転していることです。人はどうしてスピードをあげて運転するのでしょうか。それは車を運転することを苦痛と思うからです。嫌な運転は早くきりあげて、早く家に帰って、ゆっくりとくつろいでビールを飲んで、女房のつくった夕食を食べたいと思うから、スピードをあげて車を運転するのです。嫌な車の運転を早くきりあげて、早く会社に着いて、あの仕事を片付けたい、と思うから、スピードをあげて車を運転するのです。車を運転することが、家でくつろぎ、ビールを飲み、食事を食べることと同じくらい楽しいものであるなら、ゆっくり運転して運転を楽しもうという気になります。車を運転することが、会社で仕事をすることと同じくらい役に立つことなら、ゆっくりと運転して行こうという気になります。

車の中ではだしになれば、家でくつろいでいるような気分になり、心にゆとりができます。ゆっくりと景色を楽しみながら運転をしようと思ったり、ゆっくりと音楽を聞きながら運転をしようという気になります。音楽のかわりに英語をかければ、車に乗るたびに英語を聞き、英語が上達することになります。みなさんは、信号待ち時間が長い時に車のエンジンを切ったことがありますか。不思議なもので、エンジンを切るだけで気持が落ち着きます。エンジンを切っていない時は、いつまで赤信号で待たせるのだ、とイライラしたりしますが、エンジンを切りエンジン音が聞こえなくなると、青に変わった時に行けばいいと落ち着いた気分になります。エンジン音が聞こえなくなることが、人の心を穏やかにするのでしょう。はだしで運転するのも、これと同じような効果があります。人の気持を落ち着かせます。それでイライラしなくなり、車の速度が自ずと落ちます。

事故はイライラしていたり、心が動揺したり、あせったりしている時に起こりやすいものです。私もびっくり仰天するようなことが起こり、心が激しく動揺している時に、車を駐車させようとしてセメント塀にあてたことがあります。心が激しく動揺しているから、そのことに心を奪われ、物を見ても見えていないのです。だから通常ならちゃんと目に入ってくるセメント塀が目に入って来ず、車をぶつけるのです。心が落ち着くと目がよく見えます。だから車が来る、歩行者がいる、セメント塀があるということに気づきやすく、事故が起こりにくくなります。

みなさんは、こたつに入っていて眠ってしまったことがありませんか。足をあたためると人間は眠くなります。冬でもたいていの人は靴下は一枚です。しかし夜ふとんに入るとかけぶとんをかけます。寒い時はさらに毛布もかけます。足は起きている時よりかなり厚着になります。それで足は起きている時よりあたたまります。足があたたまることが眠気を誘い寝つきやすくなるのでしょう。反対に足を冷やせば、眠気がなくなります。はだしで運転すると、ブレーキペダルやアクセルペダルは金属ですから少し冷たいです。靴をはいているとその冷たさはもちろんわかりませんが、はだしだと少し足が冷たくなります。さらに、はだしですから、足は靴をはいている時よりも冷たくなります。それで眠気が起きにくくなります。

親指だけ独立している耐熱用の手袋をはいて裁縫をしたらどうしょうか。手指の細かな動きができませんからきれいに裁縫ができません。耐熱用の手袋をはいて運転したらどうでしょう。カーナビの細かな操作はできないでしょう。靴をはいて運転すると、ブレーキペダルとアクセルペダルの操作は、足指を使わない踏み込みの操作になります。足関節や膝関節を動かしてブレーキペダルやアクセルペダルを踏み込んでブレーキやアクセルをきかすことになります。足指で踏み込んでも、靴をはいているから、ブレーキペダルやアクセルペダルはあまり下に行きません。ところがはだしで運転すると、足指で踏み込むだけでもブレーキペダルやアクセルペダルが下がりブレーキやアクセルがききます。足指でブレーキやアクセルの微妙な調節ができるのです。耐熱用の手袋をはかずに裁縫をすると、手指によって針の微妙な調整ができます。手指を使わなければ、裁縫の時に針を微妙に動かすことができません。足指を使わなければ、車を運転する時にブレーキペダルやアクセルペダルを微妙に動かすことができません。はだしでブレーキペダルやアクセルペダルを踏むと、微妙なペダル操作ができますから、発進する時は加速がなめらかになり、止まる時も減速がなめらかになります。マニュアルミッションの車なら、エンストしにくくなります。さらにアクセルを踏みこみ過ぎることも少なくなりますから、ガソリンの節約にもなります。

　はだし運転に反対する人に、とっさの時のブレーキの踏み込みが弱くなることをあげる人がいます。ブレーキを思い切り踏み込むためには、靴底という緩衝材が欠かせない、はだしで思いきり踏みこむと足が痛くなる、と言うのです。私の車はマニュアルミッション車です。ミッション車はチェンジをするたびに、クラッチペダルを思い切り踏み込まなければなりません。信号待ちしている時も、クラッチペダルとブレーキペダルを思い切り踏み込まなければなりません。思い切り踏み込んでも、足底が痛いと感じたことはありません。思いきり踏み込むと足が痛くなるからブレーキが弱くなる、という論法は成り立ちません。はだしでブレーキペダルをとっさに踏み込む場合は、足指を曲げることによる踏み込みの力が加わります。靴をはいての踏み込みは、足指による踏み込みがほとんどありません。さらに靴をはいて踏み込む場合は、靴底の緩衝がありますから、踏み込んだ力の一部が靴の緩衝に使われます。ブレーキペダルに届く力は、踏み込んだ力から靴底の緩衝に使われた力を引いたものになります。つまり同じ力ではだしと靴をはいてブレーキペダルを踏み込んだ時、ブレーキペダルに伝わる力は、靴の緩衝材に使われる分だけ、はだしで踏み込んだほうが大きくなります。つまりブレーキが速くなります。はだしで踏み込む力のほうが、足指の踏み込みがある分だけ靴をはいての踏み込みより大きくなります。さらにその上に、靴底の緩衝で減弱する分だけ、ブレーキペダルに伝わる力ははだしのほうが大きくなります。以上のことから、とっさの時のブレーキ操作ははだしのほうが速くなります。

　はだしで運転すると、足の嫌なにおいが車に移ってしまうと言う人がいます。これは足のにおいの原因を知らない人の言うことです。足のにおいの原因は、イソ吉草酸をつくる細菌の増殖です。イソ吉草酸をつくる細菌は、湿気があると増殖します。足を乾燥させれば、イソ吉草酸をつくる細菌は増殖しなくなります。だからにおい自体がしなくなります。はだしになれば足は自然に乾燥します。びしょぬれになった傘でも、立てかけておけばいつの間にか乾いてしまいます。ところが傘をビニール袋でおおってしまうと、傘はいつまでも乾燥しません。足も靴でおおってしまうと、いつまでも乾燥しません。だからイソ吉草酸をつくる細菌が増殖し、イソ吉草酸がたくさんできます。それで足に嫌なにおいがするのです。足のにおいを取る一番よい方法は、足を乾燥させることです。つまり足をおおっている靴をぬいではだしになることです。

はだしで運転すると、足が砂や泥でザラザラすると言う人もいます。車の中を土足禁にすれば、砂や泥は車の中にほとんど入って来ません。車を走らすのはほとんどアスファルトで舗装してある所です。アスファルトに砂や泥は少ないです。砂や泥が舞い上がって車の中に入って来る確率は低いです。砂道や泥道を窓をあけて長い間車を運転すれば、砂や泥が入って来る確率は高くなるでしょう。しかしこういう所を運転するのはまれです。また砂や泥が車中に入ってくるようならまず窓をしめます。窓をしめれば、砂道や泥道を走っても、砂や泥は車の中に入って来ません。車の中を土足禁にすると、部屋をそうじする感覚で車の中をそうじしたりすることがあります。私は車の洗車はほとんどしない不精者ですが、車の中はまめにそうじしています。そうじすれば当然砂や泥はなくなります。

２０１４年にアットホーム社は、5年以内に住宅購入をした子持ちサラリーマンで首都圏に住んでいる人を調査しました。平均通勤時間は58分でした。約1時間です。首都圏ですから電車で通勤する人が多いのでしょうが、車で通勤する人は、平日は行き帰り合わせて2時間車に乗っていることになります。地方では公共交通機関が充実しておらず、車での通勤が多いです。朝のラッシュ時は車がなかなか動きませんから、通勤距離が短くても車の乗車時間は長くなります。

国土交通省の2004年のデータによれば、自家用車の年間平均走行距離は10575キロメートルになっています。市街地を走る時はしょっちゅう信号で止まりますから、平均速度はあまり出ません。高速道路はかなり速度が出ますが、都会の高速道路は特にラッシュ時は車が多く速度が出ません。一般の人が高速道路で遠出するのは旅行の時ぐらいで、少ないと思われます。それで自動車の平均速度を時速40キロメートルとして計算してみると、10575 ÷ 40=264 一年に車に乗っている時間は264時間になります。分だと15840分です。一日あたりは15840 ÷ 365=43　43分になります。これは平均ですから、車を持っていてもほとんど乗らない人もいるし、非常によく乗る人もいます。

夏場に車に乗る時はたいてい冷房をします。しかし冷房の嫌いな人、冷房すると調子の悪くなる人もいます。そういう人は窓をあけて運転します。顔は風があたり涼しく感じますが、風は足にはあたりませんから、靴の中はかなりの温度と湿度になります。この状態で毎日1～2時間運転するとなると、足がくさくなったり足が水虫になることが心配されます。

毎日車を1～2時間靴をはいて運転すると、その1～2時間は足指をほとんど使いません。はだしでいると人間は足指を勝手に動かします。足指を動かしたほうが体全体の血行がよくなり健康によいことを、人間は本能的に知っているからです。またはだしで運転すると、足指の踏み込みだけで、ブレーキペダル、アクセルペダルを踏み込むことも少なくありません。それで足指を使います。毎日1～2時間通常のように靴をはいて運転して足指を使わないのと、はだしで運転して足指を使うのとでは、健康面においてかなりの違いが出てくると思われます。

39 足は間違わない

私が足は間違わないと言うと、そんなことはない、足が間違わないなら、どうして足が外反母趾になったり、陥入爪になったり、水虫になったりして人を苦しめるのだ、足は間違っているでないか、と言うかもしれません。人間の臓器の中で間違いをするのは大脳だけです。他の臓器は間違いをしません。足が病気になったのは、足が間違ったのでなく、大脳が間違ったからです。大脳のつくった靴が間違っていたからです。間違った靴を何年も履きつづけたから、足が耐えきれずに病気になったのです。足が病気になったのは、足が間違ったのでなく、大脳のつくった靴が間違っていたからです。だから伝説の靴職人フェラガモは言います。「あなたの足が変だとすれば、それは靴が悪いからです」。

40 それではどうするか

最後にそれではどうしたらよいのかをまとめます。

一　できるだけはだしでいるようにします。はだしに勝る履物は何一つありません。特に家の中では足底を怪我する心配がありませんから、はだしでいるようにします。車の中も土足禁にすれば足底を怪我する心配はありませんから、はだしでいるようにします。

二　どうしても履物をはかなければならない所では、できるだけ草履、雪駄、下駄にします。

三　どうしても靴をはかなければならない時は、足指の所以外はきつすぎると思うほどぴったりした靴をはき、靴ひもをしっかりと締め、足が靴の中で前に移動し足指を強く圧迫しないようにします。靴下は木綿、絹のような吸湿性のよい素材の五本指靴下にします。

参考文献

安部茂（2018）「「水虫になりやすい人」と「水虫になりにくい人」の差」、〈http://www.tbs.co.jp/konosa/archive/20180612.html〉 2018年10月22日アクセス
五十嵐敦之（発行年不明）「皮膚の構造について」、〈https://www.kansennet.jp/about_disease/hifuno/〉 2018年12月22日アクセス
伊藤　隆（1991）『解剖学講義』南山堂
NHK（2018年7月18日放送）「ガッテン　10万人調査で判明！腰痛・ひざ痛　劇的改善のカギは足形にあり！」
大熊輝雄（2008）『現代臨床精神医学』金原出版
大林完二・小沢友紀雄・兼本成斌：加藤貴雄（1992）『心電図のABC』日本医師会
小川和朗・溝口史郎（1990）『組織学』文光堂
小川徳雄（1998）『汗の常識・非常識　汗をかいても痩せられない！』講談社
荻生徂徠（2017）『注釈孫子国字解下』（今倉　章注釈）株式会社希望
W.カーレ：H.レオンハート・W.プラツァー（1990）『分冊　解剖学アトラスII』（越智淳三訳）文光堂
梶山寿子（2018）『健康長寿は靴で決まる』文藝春秋

古藤高良（1996）『正しい靴の選び方―足と歩きにこだわる人へ―』同文書院
坂本大海・原島広至（2012）『ツボ単』株式会社エヌ・ティー・エス
塩之谷　香（2007）『足のトラブルは靴で治そう　ようこそ　足と靴の外来へ！』中央法規出版会
進藤美晴（2012）『万病を治す冷えとり健康法』農山漁村文化協
菅野英二郎（1997）「人と靴」『繊維製品消費科学』18巻2号　pp. 45-49. 日本繊維製品消費科学会
戴銭孟・後藤修司編（2011）『鍼灸学　［経穴篇］』東洋学術出版社
棚橋正博（2016）「第109回　足袋（たび）は贅沢品だった」、〈https://www.web-nihongo.com/edo/ed_p0109/〉２０１８年11月12日アクセス
西　勝造（1974）『無病長生健康法』実業之日本社
西村泰紀（2018）『その靴、痛くないですか？　あなたにぴったりな靴の見つけ方』飛鳥新社
西脇剛史（2016）『おもしろサイエンス　足と靴の科学』日刊工業新聞社
ニッティド（発行年不明）「5本ソックス健康法」〈http://www.knitido.co.jp/health.php〉２０１８年10月12日アクセス
野田雄二（1998）『足の裏からみた体　脳と足の裏は直結している』講談社
野田雄二・小川久夫（1984）『〝はだし〟のすすめ―健康は土ふまずから』小学館
フェラガモ，サルヴァトーレ（1997）『夢の靴職人』堀江瑠璃子訳、文藝春秋

堀内祐紀（発行年不明）「ひび・あかぎれの正しい知識」、〈https://jp.rohto.com/learn-more/bodyguide/hibiakagire/factor/〉２０１８年12月22日アクセス
松藤文男・今井一彰（２００９）『「足の指」まっすぐ健康法』河出書房新社
吉川邦彦・河合享三（１９７７）「皮膚のしくみとその機能」『繊維製品消費科学』18巻5号 pp. 162-165. 日本繊維製品消費科学会
ラサンテ（発行年不明）「５本指物語」、〈https://www.rakuten.ne.jp/gold/5honyubi/five-story03.html〉２０１８年10月10日アクセス
Andrew R Houghton, and David Gray.（1997）*Making Sense of the ECG*, London: The Bath Press.

著 者 今 倉 章

1953年生まれ。山口大学文理学部文学科英文専攻卒業。高校の英語教員を2年間した後、京都大学大学院文学研究科中国哲学史専攻修士課程修了。英語教師や学習塾の経営をした後に徳島大学医学部医学科卒業。その後は医師としていろんな病院に勤務し、開業医も経験した。

注釈書

『注釈孫子国字解上』 ISBN 9784909001009

『注釈孫子国字解下』 ISBN 9784909001016

著 書

『想ひ一』 ISBN 9784909001023

ホームページ http://www.ne.jp/asahi/akira/imakura

e メール akiraimakura@hotmail.co.jp

靴が人を不健康にする

2019年3月22日　初版第1刷発行

著 者 今倉 章

発行者 今倉 章

発行所 株式会社希望

徳島県阿南市羽ノ浦町中庄大知渕2-3

電話、ファックス 0884-44-3405

URL http://kiboinc.com

e メール kiboincorporated@gmail.com

印刷製本 徳島県教育印刷株式会社

ISBN 9784909001030

Printed in Japan